終末期の褥瘡

監修
真田 弘美
石川県立看護大学 学長

編集
石澤 美保子
奈良県立医科大学医学部看護学科 教授

玉井 奈緒
横浜市立大学大学院医学研究科看護学専攻 教授

南山堂

監 修

真田　弘美　石川県立看護大学　学長

編 集

石澤美保子　奈良県立医科大学医学部看護学科成人急性期看護学　教授

玉井　奈緒　横浜市立大学大学院医学研究科看護学専攻成人看護学分野　教授

執 筆 (執筆順，敬称略)

真田　弘美　石川県立看護大学　学長

紺家千津子　石川県立看護大学看護学部看護学科成人・老年看護学講座　教授

館　　正弘　医療法人社団赤石会赤石病院形成外科　科長

貝谷　敏子　札幌市立大学看護学部老年看護学　教授

玉井　奈緒　横浜市立大学大学院医学研究科看護学専攻成人看護学分野　教授

大桑麻由美　金沢大学医薬保健研究域保健学系臨床実践看護学講座　教授

日髙　正巳　兵庫医科大学リハビリテーション学部　教授

長谷川陽子　石川県立看護大学大学院看護学研究科共同研究講座看護理工学　共同研究講座准教授

須釜　淳子　藤田医科大学保健衛生学部看護学科老年看護学分野　教授

西林　直子　奈良県立医科大学附属病院看護部

藪野　雄大　日本医科大学多摩永山病院形成外科　部長

志村　知子　医療法人幸優会 訪問看護ステーション Pono 所長

清原　祥夫　静岡県立静岡がんセンター皮膚科

青木　和惠　東京医療保健大学立川看護学部看護学科　教授

磯貝　善蔵　国立長寿医療研究センター　副院長 / 皮膚科部長

仲上豪二朗　東京大学大学院医学系研究科健康科学・看護学専攻老年看護学 / 創傷看護学分野　教授

阿部　麻里　一般社団法人 次世代看護教育研究所　主任研究員

南　由起子　サンシティ横浜南健康相談室

岡部　美保　在宅創傷スキンケアステーション　代表

石澤美保子　奈良県立医科大学医学部看護学科成人急性期看護学　教授

北村　　言　石川県立看護大学看護学部看護学科成人・老年看護学講座　教授

峰松　健夫　石川県立看護大学看護学部看護学科成人・老年看護学講座　教授

松本　　勝　石川県立看護大学大学院看護学研究科共同研究講座ウェルビーイング看護学　共同研究講座教授

監修にあたって

　今から去ること35年前，アメリカに留学中に，ワシントンDCであったWOCの学会に参加した時のことである．褥瘡の予測方法についてディスカッションされていた中，大変驚いた発言を聞いた．それがこの防ぎきれない褥瘡に関心をもったきっかけであった．「亡くなる2週間前に特徴的な形態の褥瘡が仙骨部から尾骨部にできる．」それが後に論文が発表され，Kennedy terminal ulcers（KTUs）[1]として周知されるようになった．この対象の多くは，がん患者だったが，悪液質，血圧低下，痛みのための同一体位で発生する褥瘡は，果たして防ぎきれるか，つまり，緩和ケアの中での人としての尊厳までもこの議論がおよんだ．私自身，衝撃的なこの論文やディスカッションに，日本ではどうあるべきか，考えるときが必ず来るとの思いを胸に帰国したことを昨日のように覚えている．

　その後，日本褥瘡学会，日本創傷・オストミー・失禁管理学会において，褥瘡に関する科学的な予測・予防・治療方法への取り組みがなされ，アカデミアでは学際的に，現場では多職種連携という新しいモデルとしての役割を果たしてきた．DESIGN，DESIN-R®，DESING-R®2020を基に，褥瘡予防・治療のガイドラインも改訂を重ね，さらにこれらのエビデンスが行政を動かし，診療報酬への反映とつながった．その成果は，国際ガイドラインにも反映され，わが国は世界で最も褥瘡発生・有病率が低い国として評価されるまでに至った．

　しかし，いまだ残されている課題は，終末期の褥瘡対策であろう．前述したような，KTUsは，はたして，防ぎきれるのであろうか，いや，それ以前に，これは褥瘡なのか？　この疑問には，いまだ答えが出ていない．褥瘡発生率は，転倒，尿路感染などのように病院や施設の質を問う，クオリティインディケータとなっている．褥瘡対策の評価がその発生率であるなら，終末期にある患者が亡くなる2日前に褥瘡ができても，それがカウントされる．

　いわゆる「防ぎきれない褥瘡」に関しては，その定義も明確にされておらず，わが国では，緩和ケアに注力する一方で，現場の看護師たちはその予防にバーンアウトしていく．このような現状を打破するために，日本創傷・オストミー・失禁管理学会では，終末期に発生する"防ぎきれない褥瘡"に関して，看過できない課題として，2019年に「防ぎきれない褥瘡」の定義策定に向けて，実態調査をおこなうためのワーキンググループを結成した．2020年の学術集会ではワーキンググループによる定義策定に向けた検討企画が実施され，2021年には日本褥瘡学会と合同で実態調査が行われた．「防ぎきれない褥瘡」という表現についても検討がなされ，2025年1月に「不可避褥瘡（UPI）」という用語が日本褥瘡学会で正式採用された．この「不可避褥瘡（UPI）」については，現在も

ディスカッションが続いている.

本書は，終末期でも予防やケアによって褥瘡を防ぐことは可能であるが，一方で一部「不可避褥瘡（UPI）」があるということを，正しく理解してもらい，その対処法を広めていくことを目的としている．特に「超急性期」「がん」「高齢者」それぞれの終末期における病態生理と治療を踏まえた予防ケア・局所ケアの内容を充実させるべく，日本褥瘡学会，日本創傷・オストミー・失禁管理学会で，この領域に造詣の深い先生方にご執筆いただいた．終末期の治療・ケアを実践している多くの医療者にとって，本書が少しでも参考になり，日々の疑問が解消し，患者さんのよりよいケアに繋がれば幸いである.

末尾になるが，この書籍の編集を精力的に行ってくれた石澤美保子先生，玉井奈緒先生に，深謝の意を表したい.

2025 年 1 月

真田 弘美

文 献

1) Kennedy KL：The prevalence of pressure ulcers in an intermediate care facility. DECUNITUS. 1989. 2（2）：44-45.

序

　近年日本では，最期まで尊厳を尊重した生き方に着目した医療を目指すことが重要であるという考え方に基づき，「人生の最終段階における医療の決定プロセスに関するガイドライン」が策定された．それに伴い，将来の変化に備え，将来の医療やケアについて本人が主体的に周囲の人々と話し合い，共有するアドバンス・ケア・プランニング（ACP）の概念も広まりをみせており，「人生の最終段階における医療」，「終末期医療」の重要性が高まっている．そのような中で，褥瘡治療・ケアのエキスパートである我々は，患者の終末期に発生する褥瘡の一部に，どんなに予防ケアをしていても避けることができない褥瘡が発生してしまうことにジレンマを感じていた．学会での報告をみても，高齢者，がん，超急性期など様々な部署で避けられない褥瘡が発生し，ケアに携わる多くの医療者が同じ悩みを抱えてきたことは明白である．今回「終末期の褥瘡」の治療やケアについて整理することで，終末期の褥瘡の病態理解に繋がり，正しい予防・治療の知識を共有できることを願うばかりである．

　本書は，これまで一度も書籍では発刊されたことのない「終末期の褥瘡」というタイトルであるため，その意味を読者に理解していただけるような章立てを心がけた．執筆をお願いした皆様は，いずれも褥瘡や創傷の領域で著名な医師・看護師・栄養士・研究者の方々であり，各項目の執筆者の先生方とは，メールや電話での詳細なやり取りをした．先生方には執筆にかなりのエネルギーを注いでいただき，最新の知見を踏まえた素晴らしい内容になっていると自負している．

　褥瘡医療において，施設や病院，同じ病院内でも異なる部署やそれぞれの患者さんの年齢，疾患のなかで様々な終末期の褥瘡に直面する．本書が，それらに関わる医師，看護師，理学療法士や管理栄養士をはじめとした医療従事者の皆様に，「終末期の褥瘡」について共通理解のきっかけとなり，チーム医療が今まで以上に深化することを期待している．

　第1章，2章では，「終末期」に関しての概念や捉え方がいくつかあるのでそれらをわかりやすく解説していただき，わが国における「褥瘡」に関する疫学や取組みに関する変遷，海外の動向をまとめてみた．それらを明記することで，この書籍が読者の皆様に何をお伝えしたいのか明確にできたと確信している．第3章は，「終末期の褥瘡」を3つの状態に分けて項目立てしているが，褥瘡予防と治療のための標準的な管理方法の基本は明確であるため本章の始めにまとめた．そうすることで，「超急性」「がん終末期」「超高齢者」の単元では執筆者がそれぞれのテーマに特化した解説が可能となった．第4章以降は，病院から在宅，今後の展望，そして終末期の褥瘡の管理に役立つコラムで締めくくっている．本書を手にとっていただいた方が，ご自身が直面している「終末期褥瘡」

の場面に応じた章のみを読んでも，必要な内容が学べる構成にもなっている．

　今回，この本の編集に携わる機会を与えていただいた真田弘美先生，またお忙しいなか執筆していただいた先生方に心より感謝申し上げたい．最後に2年余りもの年月をかけて，「終末期の褥瘡」という初めての書籍の発刊を完遂していただいた南山堂の編集部に深謝するとともに，この書籍が終末期の褥瘡に関わる全ての方々のお役に立てることを願っている．

　2025年1月

編者　石澤 美保子

玉井　奈緒

終末期の褥瘡　目　次

1章　わが国における褥瘡の取り組み　　1

A. 褥瘡対策の変遷　真田 弘美　　2

1. 褥瘡を床ずれといわないでほしい …………………………… 2
2. 褥瘡裁判が看護師の意識を変えた …………………………… 2
3. 褥瘡は看護の恥といわれた時代 ……………………………… 3
4. ET ナースの勇気ある褥瘡治療への挑戦 …………………… 3
5. 褥瘡管理における ET 活動と皮膚科医との確執 …………… 4
6. バーンアウトだった看護師たちにもたらしたイノベーション ………… 4
7. 多職種連携の先駆けとなった褥瘡ガイドラインの発行 ……………… 4
8. 日本褥瘡学会の創設 …………………………………………… 5
9. ET 協会の勉強会が日本創傷・オストミー・失禁管理学会に改組され法人化
   ……………………………………………………………………… 5

B. わが国における褥瘡の疫学　紺家 千津子　　7

1. 褥瘡有病率の推移 ……………………………………………… 7
2. 実態調査より見えた特徴 ……………………………………… 9
3. わが国における褥瘡対策の課題 ……………………………… 12

C. 日本褥瘡学会の取り組みと今後の課題　館 正弘　　13

1. 日本褥瘡学会の歴史と現状分析 ……………………………… 13
2. 将来の課題 ……………………………………………………… 15

2章 終末期と褥瘡　17

A. 終末期医療の考え方と倫理　貝谷 敏子　18

- 1. 終末期医療とは　18
- 2. 終末期医療の目的　19
- 3. 終末期医療の実践　19
- 4. 終末期医療の倫理　20

B. 日本と海外の違い（終末期褥瘡の定義）　玉井 奈緒　23

- 1. 海外の状況　23
- 2. 日本の状況　25

C. 終末期の褥瘡のとらえ方
—超急性, がん, 超高齢者で分ける考え方を中心に—　大桑 麻由美　27

- 1. 終末期・エンドオブライフ期の褥瘡のとらえ方とは　27
- 2. 超急性　29
- 3. が　ん　30
- 4. 超高齢者　30

D. 終末期における褥瘡とリハビリテーション　日髙 正巳　31

- 1. 終末期リハビリテーションの基本的視点　31
- 2. リハビリテーション・ケアの共通視点　31
- 3. リハビリテーションの視点からの褥瘡ケアに対する関わり　32

E. 終末期における褥瘡と栄養管理　長谷川 陽子　37

- 1. 終末期における栄養状態　37
- 2. 終末期における栄養管理　38
- 3. 多職種連携　42

3章 終末期の褥瘡の管理　43

A. 褥瘡のリスクアセスメント・DESIGN-R®2020　須釜 淳子　44
1. リスクアセスメント　44
2. 褥瘡状態評価　47

B. 基本的な褥瘡予防・ケア　西林 直子　50
1. スキンケア　50
2. 体位変換・ポジショニング　55
3. ポジショニングケア用品や体圧分散用具を上手に活用する　56

C. 超急性の経過をたどる終末期の褥瘡　62

超急性の経過をたどる終末期の病態と褥瘡治療　藪野 雄大　62
1. 超急性期における終末期　62
2. 救急・集中治療における褥瘡　64
3. 超急性期において終末期となりうる疾患ならびに褥瘡との関連性　66
4. 症例提示　70

救急・集中治療領域における終末期の褥瘡とケア　志村 知子　75
1. 救急・集中治療領域における終末期とは　75
2. 急性重症患者に特有の病態と皮膚への影響　75
3. 急性重症患者の褥瘡発生の現状　77
4. 急性重症患者の褥瘡リスクアセスメント　78
5. 急性重症患者の体圧分散ケア　79
6. 急性重症患者のスキンケア　84
7. 栄養管理　87
8. 患者と患者の重要他者に対する支援　87
9. 急性重症患者における「不可避褥瘡（UPI）（旧名称：防ぎきれない褥瘡）」について考える　88

D. がん終末期の褥瘡 91

がん終末期の病態と褥瘡治療　清原 祥夫 91

1. 倫理的視点に基づいた目標設定（アウトカム） 91

2. がん終末期の病態と褥瘡との関係 91

3. がん終末期の褥瘡治療 98

がん終末期の褥瘡ケア　青木 和恵 100

1. がん終末期の褥瘡 100

2. 緩和ケアとしてのがん終末期の褥瘡ケア 102

3. 緩和ケアとしての褥瘡ケア（がん終末期の褥瘡ケア）の実際 104

E. 超高齢者の終末期の褥瘡 114

超高齢者の終末期と褥瘡　磯貝 善蔵 114

1. 超高齢者の終末期と褥瘡発生の関連性 114

2. 超高齢者の終末期の基礎知識 114

3. 褥瘡を有する終末期超高齢者への包括的な視点 115

4. 特徴的な終末期患者の褥瘡 117

5. 褥瘡を有する終末期高齢者の診療方針を決定するために 119

超高齢者の終末期の褥瘡のリスク・予防・感染管理　仲上 豪二朗, 阿部 麻里 121

1. 超高齢者の終末期に特徴的な褥瘡のリスク 121

2. 超高齢者の終末期の褥瘡予防 122

3. 感染制御に着目した褥瘡ケア 125

超高齢者の終末期の褥瘡のケア　南 由起子 130

1. 日本における超高齢者の終末期に関連した情報 130

2. 超高齢者の褥瘡管理の実際 134

3. 在宅での終末期の超高齢者の症例 139

4章 在宅における終末期の褥瘡　岡部 美保　141

A. 病院から在宅へ終末期褥瘡のケアのポイント　142

1. 在宅療養者の終末期における不可避褥瘡（UPI）・・・・・・・・・・・・・・・・・・・・・・・・ 142
2. 在宅療養者の終末期における褥瘡発生要因 ・・・・・・・・・・・・・・・・・・・・・・・・・・・・・・ 143
3. 在宅療養者の終末期における褥瘡の特徴・観察・ケアのポイント ・・・・・・ 145

B. 在宅における家族支援　152

1. 終末期の褥瘡ケアにおける療養者と家族 ・・・・・・・・・・・・・・・・・・・・・・・・・・・・・・ 152
2. 在宅における終末期褥瘡との向き合い方 ・・・・・・・・・・・・・・・・・・・・・・・・・・・・・・ 153
3. 在宅療養者の終末期における局所ケア ・・・・・・・・・・・・・・・・・・・・・・・・・・・・・・・・ 154
4. 在宅多職種チームによる支援 ・・・ 154

5章 今後の展望　石澤 美保子　157

第5回実態調査結果と今後の展望　158

1. 日本褥瘡学会と実態調査 ・・ 158
2. 第5回実態調査と終末期の褥瘡 ・・・・・・・・・・・・・・・・・・・・・・・・・・・・・・・・・・・・・・ 158
3. 第5回実態調査結果 ・・ 159
4. 終末期の褥瘡に関する今後の展望 ・・・・・・・・・・・・・・・・・・・・・・・・・・・・・・・・・・・ 161

Column 終末期褥瘡ケアに役立つ技術：サーモグラフィ　北村 言 ・・・・・・・・・・・・・・・・・・・・ 163
Column 終末期褥瘡ケアに役立つ技術：ウンドブロッティング　峰松 健夫 ・・・・・・・・・・・ 166
Column 終末期褥瘡ケアに役立つ技術：エコー　松本 勝 ・・・・・・・・・・・・・・・・・・・・・・・・・・ 169

索　引 ・・ 173

本書掲載の内容については正確を期すよう努めておりますが，その正確性を完全に保証するものではありません．また，医学・看護学や医療の進歩，法令の改正等により，掲載情報が最新の標準にそぐわなくなることもございます．
　本書の記載内容により生じた事故等につきまして，著者・編者・監修者ならびに出版社は一切責任を負いかねます．本書掲載の医薬品，その他の製品等については，製造者による最新情報を十分ご参照の上，ご自身の責任においてご使用ください．

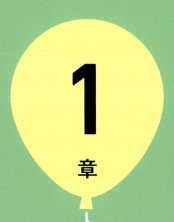

1章

わが国における褥瘡の取り組み

A. 褥瘡対策の変遷

はじめに

　日本の褥瘡発生率や有病率は世界に比べてきわめて低いといわれている．しかし，褥瘡対策への科学的な取り組みの歴史は非常に浅く，その始まりは 1990 年代である．いつ，何が，どのように起こり，この結果がもたらされたのか，褥瘡をライフワークとして 35 年間取り組んできた筆者自身の私見もふまえまとめてみた．

1. 褥瘡を床ずれといわないでほしい

　褥瘡と書いて，ジョクソウと読む．褥は床を意味し，瘡はかさぶたをさす．つまり，寝床でできるかさぶた，という意味となる．正岡子規は晩年，結核からくる脊椎カリエスのために寝たきりになり，褥瘡の耐えられない痛みを俳句にうたっている．このように，褥瘡は開放創であり，常に感染と表裏一体であるため，痛みを訴える場合があり，重症化すると死に至る疾患である．よく，医療者以外の一般の人から，「褥瘡とは」と聞かれると，床ずれと説明する人も多い．しかし，これは誤った認識をもたらしてしまう．こんなエピソードがある．去ること25 年前になるだろうか．ある新聞社の記者が，「床ずれって床のなかで動いて擦れるからできて，かさぶたになるんでしょうか」と私に問いかけた．このときから，言葉は独り歩きするということに，危機感を抱いた．褥瘡は，一定時間の圧迫が加わり血管が閉塞し，阻血状態になり発生する．つまり，布団のなかで動ける人には褥瘡ができることはまれである．だから，褥瘡を床ずれということを医療者は差し控えるべきだと考えている．

2. 褥瘡裁判が看護師の意識を変えた

　1975 年名古屋地裁で，褥瘡のために亡くなったという家族が病院を訴えた．その折，裁判で原告側に立ったある看護師が，褥瘡は 2 時間ごとに体位変換していれば発生しないと陳述した．この裁判では 1984 年に請求は棄却され，控訴審で和解したが，バーンアウトした看護師を弁護する立場の同職の看護師の発言として歴史に残る褥瘡裁判であった．看護師ばかりでなく医師，病院管理者の脳裏に今でも焼き付いているだろう．おそらく，2 時間ごとの体位変換だけに褥瘡予

防・治療ケアの問題があったわけではないが，この勇気ある発言が，療養上の世話を業とする看護師に自覚をもたらすとともに，その後の日本の褥瘡対策を変える大きな引き金となったといえる．

3. 褥瘡は看護の恥といわれた時代

　私が看護師として働き始めたのは，1979年，今から45年前であるが，その頃は褥瘡を発生させるのは看護の恥といわれた時代であった．それは，なぜか？もちろん上記の褥瘡裁判が大きく影響したことは論を俟たない．法的にみると，1948年につくられた保健師助産師看護師法には，看護の業は，療養上の世話と診療の補助であり，業務独占している．褥瘡は，寝る，食べる，排泄するという人としての基本的療養生活に対して看護業務を適切に全うしていない，言い換えれば療養上の世話をおろそかにしたせいで発生すると考えていたからだろう．

　一方，その頃の基礎看護学の教科書には，褥瘡を予防するには，2時間おきの体位変換，50％アルコールを使って軽くマッサージを行い血行を促進させ，乾燥させると書かれていた[1]．しかし，これらのケアを行っても褥瘡は発生し，治癒は一向に進まない．看護師は褥瘡に対して，ある意味，バーンアウトに陥っていたといっても過言ではない．この理由から，その当時の病院が，そして看護師が，褥瘡発生を隠蔽する状況が理解できるであろう．

4. ET ナースの勇気ある褥瘡治療への挑戦

　ETナースとはEnterostomal Therapistの略で，米国のストーマケアの資格であった．1970年代，直腸がん，膀胱がんなど，腹部から消化管，尿管を出すストーマ造設術により，がんは治癒したものの，その後の排泄管理は患者のQOLの向上とはほど遠い状況であった．便意がない，括約筋がないために，便や尿を管理することが難しく，ストーマの周りにガーゼをドーナツ状にして巻き，その上からガーゼや自作のおむつをつくり，固定具で管理する方法をとる場合がほとんどであった．臭いももちろん，ストーマ周囲の皮膚は爛れ，ストーマ患者はその痛みから解放されることなく，人としての尊厳をも脅かされた．勇気のある，そして熱い思いを抱えて，欧米での最新のケアに触れ他国でETの資格をとった看護師たちの広報活動により，装具がわが国に輸入されるようになった．このことにより，多くのストーマ患者の身体的・心理的苦痛が画期的に改善され，目で見える形で，患者のQOLの向上に貢献した．その頃米国のETナースたちは，ストーマ装具の素材が創傷管理に使えることから，ETナースが褥瘡や排泄によ

る皮膚障害にも領域を拡大していった．また，ちょうどその頃，日本にもついに，1986 年から聖路加国際病院での ET 教育が始まった（クリーブランドクリニック聖路加分校）．

5. 褥瘡管理における ET 活動と皮膚科医との確執

1987 年，わが国では創傷管理の革命といわれる出来事が起こった．米国から輸入されたハイドロコロイドドレッシングの原理は，褥瘡は，消毒せず，よく洗い，湿潤環境にして，密閉して治すという，従来の乾燥と消毒を繰り返すという褥瘡管理の常識を覆した．ET ナースたちは，ストーマ装具の素材と全く同様の「湿った場所にはゲル化し（親水性），乾いた場所には密着する（疎水性）」ドレッシング材に何の抵抗ももたずに，浅い褥瘡に使用し，見事に治癒させていった．一方，皮膚科医は，感染を恐れ，褥瘡部の乾燥と消毒から，エビデンスも少なかった新しい創傷治癒ケアを受け入れることが難しく，批判も多くあった．皮膚科医と ET ナースの主張が交わらず，平行線が続いた時期を今でも鮮明に覚えている．

6. バーンアウトだった看護師たちにもたらしたイノベーション

1990 年，ブレーデンスケールが日本に到来した．今までは，褥瘡は予防できるだろうと思ってきた看護師に，褥瘡は予測することができるという新しい概念が吹き込まれた．さらに，そのアセスメントの項目が予防ケアに直結するという褥瘡予測スケールである日本語版ブレーデンスケールは，看護師の褥瘡に対するモチベーションを大きく向上させた[2]．そのスケールは信頼性と妥当性がすでに証明され，米国では，褥瘡が激減した科学的な論文が発表された[3]．そのスケールを筆者が留学時の友人とともに，言語が異なるツールの翻訳方法に則り，日本でも，褥瘡が 1/4 に以下に減らせたエビデンスを発表し，ブレーデンスケールは看護師たちの褥瘡対策に非常に速い速度で定着していった．

7. 多職種連携の先駆けとなった褥瘡ガイドラインの発行

1996 年厚生省（当時）は，高齢者人口の増加に伴う褥瘡対策の一環として，褥瘡対策指針の策定を当時群馬大学皮膚科の宮地良樹教授を委員長としたエキスパートグループに依頼した．有病率をみると，群馬県の病院では 2.8〜6.4 ％[4]，在宅は 14.6 ％[5]と高く，看過できない状況にあった．褥瘡に関係する領域の医師

（皮膚科，形成外科，一般外科，整形外科など），ET ナースたち，研究者で結成されたグループは，褥瘡に関する論文の少なさに驚嘆するとともに，褥瘡対策の指針はいわゆるガイドラインとはほど遠い経験に基づくエキスパートオピニオンでまとめられた[6]．しかし，これが基盤となり，多くの現場がこのガイドラインの内容を導入した．そして，この過程を通し，皮膚科医との上記の確執，イノベーションを起こしたブレーデンスケールでの褥瘡予測も互いに理解を深めるきっかけとなったことは間違いない．

8. 日本褥瘡学会の創設

　1998 年日本褥瘡学会が発足した．その基盤になったのが，上記のガイドラインであった．当時北海道大学形成外科の前教授であった大浦武彦先生，東京大学医学部附属病院での病院長の経験のある中條俊夫先生が中心となり，看護では徳永恵子 ET と筆者が入り，褥瘡対策は多職種連携であるという前提の下，褥瘡に関わるさまざまな職種を包含した新しい学会を目指した．1996 年から手弁当で 10 人以上の関係者が集まり，学会の在り方，目的などの総論から，学会誌，学術集会などの具体的な内容のコンセンサスを得て，大浦武彦先生を初代理事長とし，1998 年に中條俊夫先生が第一回日本褥瘡学会学術集会を開催し，600 人以上の医療者が結集した．日本褥瘡学会では，職種間の壁を取り払い，共通言語として褥瘡部アセスメントツールである DESIGN を開発し[7]，エビデンスに基づくガイドライン[8]を作成した．つまり，エビデンスに基づく多職種連携による褥瘡管理を実践できるようになった．その活動を基に，行政の後押しもあり，褥瘡対策加算や褥瘡マネジメント加算，褥瘡ハイリスク患者ケア加算，在宅患者訪問褥瘡管理指導料などが保険収載され，褥瘡は激減していった．

9. ET 協会の勉強会が日本創傷・オストミー・失禁管理学会に改組され法人化

　上記の活動が評価され，1995 年日本看護協会は，認定看護師制度を創設し，認定看護部門に，WOC 看護認定看護師，救急看護認定看護師がまず 6 ヵ月のコースを始めた．さらに，任意の団体であった日本 ET 協会は，2009 年に日本創傷・オストミー・失禁管理学会として法人格をもつ学会に改組された．それは ET ナースばかりでなく，スキンケア領域に興味のある看護者や研究者にも広く門戸を広げ，この領域の看護の質を向上させることが目的であった．褥瘡に関するブレーデンスケールの使用，湿潤環境での褥瘡管理など，エビデンスのある発表，

そして論文が多々公表されるようになった．この学会の特徴は，学会主導型研究を行い，その評価を論文として，学会誌や外国の雑誌投稿し，WOC領域のケアの質の向上に貢献したことだろう．つまり，看護の研究者たちが行った研究や開発したスキンケア，体圧分散寝具を，実践家であるETナース，WOCナースが使い，評価する．これらの結果を論文化し，まさにPDCAサイクルを好循環させた看護のモデル学会となった．さらに，日本褥瘡学会と日本創傷・オストミー・失禁管理学会のコラボレーションが，褥瘡対策に大きく貢献したといえよう．

その後，2007年4月1日より薬剤師，看護師その他の専門性についても，厚生労働大臣に届出がなされた団体の認定する資格名が広告できることとなり，日本看護協会では，WOC認定看護から皮膚・排泄ケア認定看護師へと名称変更を行った．

以上，褥瘡対策の変遷をまとめてみたが，まだまだ課題も多く残されている．エンドオブライフケアにおける防ぎきれない褥瘡(2025年1月より「不可避褥瘡(UPI)」に名称変更)などへの対策，医療の進歩，新しい医療システム(地域包括ケア)，高齢者人口の増大と人口減少など，さらに新しい課題に遭遇するだろう．また，いわゆる床が原因で発生する創傷から，機器による圧迫創傷への範囲の拡大など，課題が山積されている．褥瘡で苦しむ方々を予測し，Society 5.0をどのように取り入れていくか，次世代の褥瘡対策に期待したい．

〔真田 弘美〕

文 献

1) 福田邦三ほか監：看護の基礎(看護学大系1)．文光堂，1962．
2) 真田弘美ほか：日本語版Braden Scaleの信頼性と妥当性の検討．金沢大医療技短大紀要．1991；15：101-5．
3) Braden BJ et al：Clinical utility of the Braden Scale for predicting pressure sore risk. Decubitus. 1989；2 (3)：44-51.
4) 石川治ほか：群馬県下の病院・老健施設・訪問看護ステーションの褥瘡疫学調査．医事新報．1998；3864：25-30．
5) 金川克子ほか：在宅療養者の褥瘡有症率と関連する特性について—全国の訪問看護ステーション利用者の調査から．日公衛誌．1998；45 (8)：758-67．
6) 厚生省老人保健福祉局老人保健課監：褥瘡の予防・治療ガイドライン．照林社，1998．
7) Sanada H et al：Reliability and validity of DESIGN, a tool that classifies pressure ulcer severity and monitors healing. J Wound Care. 2004；13 (1)：13-8.
8) 日本褥瘡学会編：科学的根拠に基づく褥瘡局所治療ガイドライン．照林社，2005．

B. わが国における褥瘡の疫学

はじめに

　わが国における褥瘡管理の質を評価し，向上させるためには，褥瘡の疫学調査は重要である．日本褥瘡学会では，全国の施設を対象に定期的に褥瘡の実態調査を実施している．しかし，この調査は調査協力を得られた施設の情報を分析しているため，施設が調査回ごとに異なっていた．よって，これまで行っていた記述統計で有病割合などを算出する方法では，経年変化の比較はできなかった．

　この解決策として 2022 年に日本褥瘡学会は，施設種類別の褥瘡有病割合（以下，褥瘡有病率）と施設内発生褥瘡割合（以下，褥瘡推定発生率）の分析方法を推測統計に変更すると公表した．さらに，過去に報告した施設種類別の褥瘡有病率と褥瘡推定発生率については，新たな推測統計手法で算出した結果を報告した．そこで，これらの情報を基にわが国における褥瘡の課題について述べる．

1. 褥瘡有病率の推移

　日本褥瘡学会は，全国の病院，介護老人福祉施設，介護老人保健施設，訪問看護ステーション（以下，訪問看護 ST）を対象に 2006 年，2010 年，2013 年，2016 年，2021 年と計 5 回実態調査を実施している．これらの結果については，療養場所別の褥瘡有病率や有病者の特徴などを日本褥瘡学会誌に掲載している[1~4]．2013 年の第 3 回からは，医療用弾性ストッキングやギプスなどの医療機器による圧迫やずれで生じた「医療関連機器褥瘡」の調査が開始され，臥床時に自重の圧迫によって発生する「自重関連褥瘡」と「医療関連機器褥瘡」を区分して調査するようになった．以下に，有病率の推移について述べる．

　まず，全 5 回の自重関連褥瘡と医療関連機器褥瘡を併せた「褥瘡」の全施設の有病率は，第 1 回から順に 2.67％，2.61％，1.99％，1.79％，1.94％であった．第 1 回から漸次低下していたが第 5 回では増加した．第 5 回の 2021 年は COVID-19 の流行下であったという影響もあるが，第 1～第 3 回までの数値の低下と比較し，第 4 回からは下げ止まりになってきているといえる．療養場所別における有病率の最上位は，第 1～3 回までが訪問看護ステーションであったが，第 4 回と第 5 回は療養病床の有無にかかわらず一般病院が高値であった（**表 1-1**）[1,2]．

　次に，療養場所別における自重関連の有病率は，第 3 回から順に，0.46～2.21％，0.43～2.31％，0.37～2.03％であった．療養場所別の自重関連褥瘡の有病率最

表 1-1　療養場所別「自重関連褥瘡」と「医療関連機器褥瘡」を併せた「褥瘡」の有病率

施設区分	第 1 回 (2006)		第 2 回 (2010)		第 3 回 (2013)		第 4 回 (2016)		第 5 回 (2021)	
	推定値 (%)	95%CI	推定値 (%)	95%CI	推定値 (%)	95%CI	推定値 (%)	95%CI	推定値 (%)	95%CI
一般病院	2.48	2.30-2.67	2.89	2.66-3.13	2.24	2.01-2.50	2.15	1.95-2.37	2.37	2.11-2.65
一般病院*1	4.08	3.36-4.95	3.41	2.88-4.03	2.51	1.92-3.29	2.39	1.90-3.00	1.93	1.43-2.61
大学病院	1.85	1.56-2.18	1.88	1.59-2.22	1.45	1.19-1.75	1.24	0.98-1.56	1.70	1.44-2.01
精神病院	1.53	1.07-2.19	1.52	1.21-1.91	0.46	0.26-0.82	0.43	0.12-1.48	0.48	0.30-0.77
小児専門病院					1.91	1.06-3.43	1.00	0.54-1.85	2.07	1.16-3.70
介護老人福祉施設	2.11	1.77-2.52	1.84	1.29-2.63	1.04	0.77-1.39	0.81	0.55-1.19	1.05	0.73-1.51
介護老人保健施設	2.40	2.07-2.78	1.70	1.24-2.33	1.38	0.96-1.97	1.02	0.76-1.37	1.26	0.98-1.63
訪問看護ST*2	5.47	4.89-6.12	4.94	3.80-6.41	2.53	2.01-3.18	1.76	1.39-2.21	1.26	0.96-1.65
全体	2.67	2.52-2.83	2.61	2.43-2.80	1.99	1.83-2.17	1.79	1.65-1.94	1.94	1.78-2.11

*1：療養病床を有する一般病院.

*2：訪問看護ステーション.

（日本褥瘡学会・第8回実態調査委員会経年評価ワーキンググループ：第1～4回褥瘡実態調査の推測統計による褥瘡有病率と褥瘡推定発生率の経年評価. 褥瘡会誌. 2023：25（2）：90-5. 日本褥瘡学会・実態調査委員会：第5回（2021年度）日本褥瘡学会実態調査委員会報告1 療養場所別自重関連褥瘡と医療関連機器褥瘡の有病率. 有病者の特徴. 部位・重症度. 褥瘡会誌. 2023：25（2）：96-118 より作成）

B. わが国における褥瘡の疫学

表 1-2　療養場所別「自重関連褥瘡」の有病率

施設区分	第 3 回 (2013)		第 4 回 (2016)		第 5 回 (2021)	
	推定値 (%)	95%CI	推定値 (%)	95%CI	推定値 (%)	95%CI
一般病院	1.96	1.76-2.18	2.01	1.82-2.22	2.03	1.82-2.27
一般病院 [*1]	2.19	1.65-2.91	2.31	1.83 2.91	1.71	1.23-2.37
大学病院	1.14	0.94-1.40	1.22	0.97-1.52	1.33	1.12-1.59
精神病院	0.46	0.26-0.82	0.43	0.12-1.48	0.37	0.18-0.77
小児専門病院	1.21	0.73-2.01	0.92	0.52-1.62	0.59	0.27-1.25
介護老人福祉施設	0.97	0.73-1.30	0.79	0.54-1.17	0.96	0.66-1.41
介護老人保健施設	1.19	0.82-1.72	1.02	0.76-1.37	1.11	0.87-1.41
訪問看護 ST [*2]	2.21	1.76-2.77	1.70	1.35-2.15	1.14	0.87-1.48

[*1]：療養病床を有する一般病院.
[*2]：訪問看護ステーション.

（日本褥瘡学会・第8回実態調査委員会経年評価ワーキンググループ：第1〜4回褥瘡実態調査の推測統計による褥瘡有病率と褥瘡推定発生率の経年評価. 褥瘡会誌. 2023：25（2）：90-5., 日本褥瘡学会・実態調査委員会：第5回（2021年度）日本褥瘡学会実態調査委員会報告2 療養場所別自重関連褥瘡の有病率, 有病者の特徴, 部位・重症度およびケアと局所管理. 褥瘡会誌. 2023：25（2）：119-71 より作成）

上位は，第3回は訪問看護ステーションで，第4回は療養病床を有する一般病院，第5回は療養病床を有しない一般病院であり，第4回と第5回は療養病床の有無にかかわらず一般病院が高値であった．なお，療養病床を有しない一般病院と大学病院では，第3回より漸次有病率が上昇していた（**表 1-2**）[1,3]．

最後に，療養場所別における医療関連機器褥瘡の有病率は，第3回から順に，0.00 〜 0.72 %，0.00 〜 0.65 %，0.00 〜 1.33 % と，いずれの回も自重関連褥瘡の有病率より低値であった．療養場所別の医療関連機器褥瘡の有病率最上位は，第3 〜 5回までは小児専門病院であった．精神病院と介護老人福祉施設と訪問看護ST 以外は，第3回より第5回の有病率が高値であった（**表 1-3**）[1,4]．

2. 実態調査より見えた特徴

自重関連褥瘡と医療関連機器褥瘡の有病率が，いずれも第3回より第5回のほうが高値であったのは，療養病床を有しない一般病院と大学病院であった．「褥瘡」の有病率を低下させていくためには，これらの施設について，特に医療関連機器褥瘡より有病率が3倍以上高い自重関連褥瘡について解決策を講じる必要が

表 1-3 療養場所別「医療関連機器褥瘡」の有病率

施設区分	第3回(2013)		第4回(2016)		第5回(2021)	
	推定値(%)	95%CI	推定値(%)	95%CI	推定値(%)	95%CI
一般病院	0.28	NA	0.30	NA	0.35	0.28-0.45
一般病院[*1]	0.17	NA	0.16	NA	0.22	0.11-0.42
大学病院	0.30	NA	0.23	NA	0.37	0.28-0.49
精神病院	0.00	NA	0.00	NA	0.00	
小児専門病院	0.72	NA	0.65	NA	1.33	0.65-2.73
介護老人福祉施設	0.02	NA	0.02	NA	0.00	
介護老人保健施設	0.06	NA	0.03	NA	0.10	0.04-0.30
訪問看護ST[*2]	0.23	NA	0.08	NA	0.08	0.04-0.18

[*1]:療養病床を有する一般病院.
[*2]:訪問看護ステーション.
「NA」はイベントが極端に少ないか,0件のため算出不可.

(日本褥瘡学会・第8回実態調査委員会経年評価ワーキンググループ:第1〜4回褥瘡実態調査の推測統計による褥瘡有病率と褥瘡推定発生率の経年評価.褥瘡会誌.2023;25(2):90-5.,日本褥瘡学会・実態調査委員会:第5回(2021年度)日本褥瘡学会実態調査委員会報告3療養場所別医療関連機器圧迫創傷の有病率,有病者の特徴,部位・重症,発生関連機器.褥瘡会誌.2023;25(2):172-88より作成)

ある.

自重関連褥瘡の有病者における施設外発生者の割合をみると,最も高い施設は一般病院の57.1%であった.また,施設内と施設外の発生者割合を比較すると,施設外発生者の割合が施設内発生者の割合より高い施設は,一般病院と大学病院であった[2].一般病院と大学病院の施設外発生の自重関連褥瘡について発生場所を施設種類別にみると,訪問看護ステーションの利用なしの在宅の割合が最も多かった(**表 1-4**)[3].これらのことから,医療者の介入が少ない,または介入がない環境での発生予防が課題であると考えられる.

施設内発生の自重関連褥瘡について発生場所を医療機能別にみると,最も多くの割合を占めていたのは一般病棟で,次いで一般病院では特定集中治療室と緩和ケア病棟,大学病院では,特定集中治療室,ハイケアユニット,集中治療室に準じた機能を有する部署(新生児回復治療室など)手術室が5%以上を占めていた(**表 1-5**)[3].これらから,終末期やクリティカルな状況にある患者の発生予防に困難がある状況が示唆される.

B. わが国における褥瘡の疫学

表1-4 療養場所別による施設外発生自重関連褥瘡の発生場所

発生場所	一般病院（n=799）		大学病院（n=210）	
	n	%	n	%
一般病院	45	5.6	13	6.2
一般病院[*1]	49	6.1	15	7.1
大学病院および分院	11	1.4	5	2.4
精神病院	14	1.8	2	1.0
小児専門病院	0	0.0	0	0.0
介護老人福祉施設	87	10.9	10	4.8
介護老人保健施設	56	7.0	2	1.0
在宅（訪問看護ST[*2]の利用なし）	384	48.1	130	61.9
在宅（訪問看護ST[*2]の利用あり）	123	15.4	23	11.0
不　明	30	3.8	10	4.8

＊1：療養病床を有する一般病院
＊2：訪問看護ステーション

（日本褥瘡学会・実態調査委員会：第5回（2021年度）日本褥瘡学会実態調査委員会報告2 療養場所別自重関連褥瘡の有病率，有病者の特徴，部位・重症度およびケアと局所管理．褥瘡会誌．2023；25（2）：119-71より作成）

表1-5 医療機能別による施設内発生自重関連褥瘡の発生場所

発生場所	一般病院（n=581）		大学病院（n=204）	
	n	%	n	%
手術室	15	2.6	11	5.4
一般病棟	443	76.2	129	63.2
緩和ケア病棟	30	5.2	0	0.0
救命救急室	8	1.4	5	2.5
特定集中治療室	35	6.0	31	15.2
ハイケアユニット	22	3.8	13	6.4
ICU[*1]に準じた機能を有する部署（GCU[*2]など）	11	1.9	13	6.4
その他	17	2.9	2	1.0

＊1：ICU：集中治療室，　＊2：GCU：新生児回復治療室．

（日本褥瘡学会・実態調査委員会：第5回（2021年度）日本褥瘡学会実態調査委員会報告2 療養場所別自重関連褥瘡の有病率，有病者の特徴，部位・重症度およびケアと局所管理．褥瘡会誌．2023；25（2）：119-71より作成）

3. わが国における褥瘡対策の課題

　クリティカルな患者は身体機能が不安定で生命の危機状態にあるため，治療を行ったにもかかわらず救命が困難となり，終末期を迎えることがある．超高齢社会のわが国では，寝たきりで終末期を迎える患者数も多い．このような状態の患者では，最適な予防を行っていても発生してしまう「防ぎきれない褥瘡[5]」（2025年1月より「不可避褥瘡（UPI）」に名称変更）を有する可能性がある．

　終末期の褥瘡については，イタリアの住宅型ホスピスで亡くなる10日間以内に51.3％の患者に褥瘡が発生し，全例治癒しなかったという報告がある[6]．わが国では終末期にある非がんの寝たきり高齢者で，かつ褥瘡を有する47名を調査し，68.1％の患者の褥瘡が治癒せず，創の特徴としてはポケット形成後も壊死組織があり，創面積が拡大または拡大・縮小を繰り返す経過をたどったとの報告がある[7]．さらに，日本褥瘡学会と日本創傷・オストミー・失禁管理学会が連携し，日本創傷・オストミー・失禁管理学会が超高齢者における「防ぎきれない褥瘡」の予備的調査で得られた「死亡2週間前に発生し，発生1週間前に発熱や褥瘡周囲以外の浮腫がある[8]」という結果を，日本褥瘡学会が第5回の実態調査の項目に組み入れ調査を実施した．今後は防ぎきれない褥瘡（不可避褥瘡（UPI））の調査結果の報告が予定されているため，報告内容を基に改善策につなげていくことが重要である．

〔紺家 千津子〕

文 献

1) 日本褥瘡学会・第8回実態調査委員会経年評価ワーキンググループ：第1〜4回褥瘡実態調査の推測統計による褥瘡有病率と褥瘡推定発生率の経年評価. 褥瘡会誌. 2023；25（2）：90-5.

2) 日本褥瘡学会・実態調査委員会：第5回（2021年度）日本褥瘡学会実態調査委員会報告1 療養場所別自重関連褥瘡と医療関連機器圧迫創傷を併せた「褥瘡」の有病率, 有病者の特徴, 部位・重症度. 褥瘡会誌. 2023；25（2）：96-118.

3) 日本褥瘡学会・実態調査委員会：第5回（2021年度）日本褥瘡学会実態調査委員会報告2 療養場所別自重関連褥瘡の有病率, 有病者の特徴, 部位・重症度およびケアと局所管理. 褥瘡会誌. 2023；25（2）：119-71.

4) 日本褥瘡学会・実態調査委員会：第5回（2021年度）日本褥瘡学会実態調査委員会報告3 療養場所別医療関連機器圧迫創傷の有病率, 有病者の特徴, 部位・重症, 発生関連機器. 褥瘡会誌. 2023；25（2）：172-88.

5) Edsberg LE et al：Unavoidable pressure injury：state of the science and consensus outcomes. J Wound Ostomy Continence Nurs. 2014；41（4）：313-34.

6) Artico M et al：Prevalence, incidence and associated factors of pressure injuries in hospices：A multicentre prospective longitudinal study. Int J Nurs Stud. 2020；111：103760

7) Okida S et al：Characteristics of pressure injuries in bedridden older patients at the end of life. 日WOCN会誌. 2023；27（3）：515-24.

8) 大桑麻由美ほか：「防ぎきれない褥瘡」の定義策定にむけた検討：超高齢者における予備調査報告. 日WOCN会誌. 2023；27（3）：546-52.

C. 日本褥瘡学会の取り組みと今後の課題

1. 日本褥瘡学会の歴史と現状分析

　1980年代に欧米からわが国に閉鎖ドレッシング法が紹介されて以来，わが国の創傷治療は革命的な変革期を迎えていた．それまでの創部を乾燥させて治癒させるという概念から創部を湿潤環境に置くというパラダイムシフトが起こったのである．看護師はこの閉鎖ドレッシング法の導入に関して，ストーマ療法士 enterostomal therapist (ET)，皮膚・排泄ケア認定看護師 wound, ostomy and continence nurse (WOCN) を中心として主体的に関わってきた．さらに1990年にブレーデンスケールの導入と普及も看護師によってもたらされ，褥瘡発生のリスクアセスメントのエビデンスも構築しつつあった．

　閉鎖ドレッシング法は褥瘡にも使用されたが，創部の状態を悪化させる場合もあり，褥瘡は通常の急性創傷とは異なることを実感させられることも少なくなかった．褥瘡は難治であるにもかかわらず，予防・治療などを討議する場が当時は存在せず，多職種連携の概念が当時ではまれであった．また用語，定義などが職種・診療科間でも統一されていなかったことなど，問題が山積していた．深達度分類に関しても Shea の分類，米国の褥瘡諮問委員会 National Pressure Ulcer Advisory Panel (NPUAP) などの分類法が分野によってばらばらに採用されている状況であった．特に，消退しない発赤に対しては，看護師は I 度褥瘡と判断し，医師は皮膚が破綻しない限り褥瘡とは診断していなかったことも大きな問題となっていた．また，行政としても1990年度から始まった「高齢者保健福祉推進十か年戦略」(ゴールドプラン) のなかで，「寝たきりゼロ作戦」が重要な健康政策のひとつとして掲げられ，褥瘡は大きな関心事となっていた．このような背景・ニーズの高まりのなか，日本褥瘡学会が褥瘡を扱う多職種による横断的な学会として発足したのが1998年である．この学会は，褥瘡をエビデンスに基づいた学問体系に変革させるというミッションをもっていた．発足時の会員数は850名であり，内訳は医師40％，看護師50％という割合であった．当時はこのような新分野を扱う場合，研究会からスタートすることが多かったが，本学会は初めから学会としてスタートしたことに先見の明があり，積極的に医学界や行政に情報発信する姿勢が初めから確立されていたのである．学会としては，「褥瘡」なのか「褥創」とするのかが準備段階から議論されたが，学会としては褥瘡を採用することとした．これは医療職に向けて，外傷創などの急性創傷との違いを浮き彫りに

する狙いがあったためである．第1回褥瘡学会は1999年に開催され，参加者は1,559名であった．

　さらに褥瘡を扱う医療職に大きなインパクトを与えたのは，2002年度の診療報酬改定で導入された「褥瘡対策未実施減算」であった．褥瘡対策を行わない病院は患者1人当たり1日5点減算するというペナルティシステムであった．この制度は以下の3点の実施を求めていた．①専任の医師・看護師によるチーム医療を維持すること，②診療計画書を作成して記録として残すこと，③体圧分散寝具を適切に選択し使用することであった．日本褥瘡学会がこの制度導入前後の褥瘡有病率について全国調査を行ったところ，褥瘡有病率が減少し，一定の効果を上げたというデータが出た．これをエビデンスとして，2012年度の診療報酬改定では，褥瘡対策が入院基本料の算定要件として組み込まれることになった．

　日本褥瘡学会発足前には統一されていなかった褥瘡評価であるが，2002年に日本褥瘡学会が開発・公表した「DESIGN」褥瘡状態判定スケールによって，統一した尺度が規定された．「DESIGN」は当時の学術教育委員会において，コンセンサスメソッドを用いて開発されたものである．「DESIGN」が確立されたことにより，医療職が共通言語を用いて褥瘡の状態を評価できるようになった．「DESIGN」の各項目には与えられた順序尺度の得点が与えられたが，合計点では他の褥瘡との比較はできなかった．2008年に公表されたDESIGN-R®は，3,600例の解析例から各項目の重み付けがなされたものである．DESIGN-R®を評価基準とした臨床研究が数多く実施された．DESIGN-R®は「深部損傷褥瘡（DTI）疑い」と「臨界的定着疑い」を加えたDESIGN-R®2020として進化を続けている．日本発の褥瘡状態判定スケールは，世界でも信頼性・妥当性ともに最も高く評価されている．

　一方，日本褥瘡学会は2005年に，当時としては画期的な evidence-based の局所治療ガイドラインを作成した．この後もさまざまな出版物を公表して褥瘡対策の普及に寄与した．2008年には『在宅褥瘡予防・治療ガイドブック』を発刊した．さらにギプスや弾性ストッキング，酸素マスクなどの医療関連機器による組織傷害を「医療関連機器褥瘡」medical device related pressure ulcer（MDRPU）と定義し，褥瘡の範疇に属することとし，2016年にはMDRPUのベストプラクティスを発刊した．これらの書物の発刊に加えて各地方会で開催した教育セミナー（現在はeラーニング化されている），各県単位での在宅褥瘡セミナー，日本褥瘡学会・在宅ケア推進協会が行う床ずれセミナーなどを開催し，会員・会員外への教育にも力を注いできた．

　日本褥瘡学会がその創成期から一貫して行ってきた，予防・治療に関する標準化，チーム医療の推進，教育システムの構築，行政との密な連携によってわが国の褥瘡有病率・発生率の低さは世界一の水準となった．かつてわが国の褥瘡有病

率は，日本褥瘡学会発足前の 1997 ～ 1999 年頃，群馬県全域や厚労省・長寿科学総合研究事業での全国調査，関西地区などで調査され，4.2 ～ 9.5％であった[1]．同時期に調査された訪問看護ステーションでの有病率は 7.0 ～ 14.6％であった[1]．日本褥瘡学会では 2006 年からは全国実態調査をほぼ 4 年に一度実施しており，最近の 2016 年と 2021 年の調査では褥瘡有病率は 1.8 ～ 1.9％，推定発生率は 0.9 ～ 1.0％である[2～6]．諸外国の 2015 年以降のメタアナリシスでは，入院患者の褥瘡有病率はヨーロッパ 16％，北米 10％，推定発生率は全世界で 6.3％であり[7, 8]，これらと比較するとわが国の現状での有病率・推定発生率はけた違いに低いことがわかる．2016 年と 2021 年の調査での数値は，ほぼ限界値に近いとも考えられている．

2. 将来の課題

　今後，さらに進む高齢少子化社会や，医療再編を見込んで，褥瘡学会として取り組むべき課題を考察する．2022 年の内閣府高齢者白書では 2040 年には国民の 3 人に 1 人が 65 歳以上となると予想している．また同白書では，2040 年には 65 歳以上の独居高齢者の割合が 25％に近づくと予想されている．このことから，独居高齢者が重症の急性疾患を発症し，体動困難を伴って，施設外発生の急性期褥瘡とともに救急搬送されるケースが増加することが懸念される．

　高齢化によって疾病構造も変化し，従来型の急性期の入院医療ニーズはこれから激減し，回復期の患者は増加すると予想される．急性期病院（病床）の平均在院日数の上限がさらに厳しくなることも十分予想される．褥瘡治療・予防の主体が急性期病院から回復期病床・在宅へ移ることは必然であるため，タスクシフティングを担う人材の育成が急務である．特定行為研修の研修や B 課程認定看護師の育成，褥瘡・創傷専門薬剤師の認定・フォローアップ学習など，褥瘡学会としても協力する方針である．そして在宅医・ケアマネジャー・介護スタッフ・一般の人への教育・広報が必須であると考えている．残念ながら介護職の日本褥瘡学会員数は非常に少ないという現状があるが，計画書の作成・とりまとめなど褥瘡に対する教育のニーズは高いため，教育の機会を増やすなどの工夫が必要と考えている．ケアマネジャー向けに日本褥瘡学会・在宅ケア推進協会が作成した床ずれ危険度チェック表[9]の普及にも期待している．

　一方で介護施設・在宅では「床ずれ」の呼称が用いられていることが多いが，病院から介護施設・在宅に移る際に褥瘡から「床ずれ」に呼称が変わるために混乱が生じている．また「褥瘡」そのものも常用漢字ではなく，一般の人には読めないことが多いので，褥瘡の呼称の変更も視野に入れて議論を重ねている．

「防ぎきれない褥瘡」が存在することは1980年代以降知られており，エンドオブライフ期に生じる皮膚障害との鑑別など，現在でもさまざまな議論があるトピックスである．わが国では日本創傷・オストミー・失禁管理学会で検討が進められ，2020年には「臨死の2週間前から発生し，特に1週間前に発生する褥瘡は防ぎきれない褥瘡である」と提案されている．これを受けて，日本褥瘡学会の第5回実態調査に組み込まれた．今後は，診断の明確化，褥瘡に携わる職種への啓蒙が必要となると思われる．さらに，2024年度の介護報酬改定で褥瘡マネジメント加算を算定する際に求められるアウトカムとして，「褥瘡の認められた入所者等について，当該褥瘡が治癒したこと」が示されているので，行政との折衝も必要である．また，「防ぎきれない」という言葉も見直され，2025年1月に「不可避褥瘡（UPI）」と変更されている．

明るい材料としては，日本褥瘡学会の最近の全国調査において，在宅看護ステーション・特養・老健での褥瘡有病率・推定発生率とも全国の平均値を下回る，優秀な値を示していることがある．この要因としては，介護報酬の見直しや2018年以降相次いで導入されている褥瘡マネジメント加算，低栄養リスク加算，計画作成の明確化，介護ロボット・見守り機器・ICT導入などの施策も要因と考えられる．

〔館 正弘〕

文 献

1) 大浦武彦：本邦における褥瘡の現状と問題点．褥瘡会誌．1999；1（1）：201-14.
2) 紺家千津子ほか：4回（平成28年度）日本褥瘡学会実態調査委員会報告1 療養場所別自重関連褥瘡と医療関連機器圧迫創傷を併せた「褥瘡」の有病率，有病者の特徴，部位・重症度．褥瘡会誌．2018；20（4）：423-45.
3) 紺家千津子ほか：第4回（平成28年度）日本褥瘡学会実態調査委員会報告2 療養場所別自重関連褥瘡の有病率，有病者の特徴，部位・重症度およびケアと局所管理．褥瘡会誌．2018；20（4）：464-85.
4) 紺家千津子ほか：第4回（平成28年度）日本褥瘡学会実態調査委員会報告3 療養場所別医療関連機器圧迫創傷の有病率，有病者の特徴，部位・重症度，発生関連機器．褥瘡会誌．2018；20（4）：486-502.
5) 紺家千津子ほか：第1〜4回褥瘡実態調査の推測統計による褥瘡有病率と褥瘡推定発生率の経年評価．褥瘡会誌．2023；25（2）：90-5.
6) 石澤美保子ほか：第5回（2021年度）日本褥瘡学会実態調査委員会報告1 療養場所別自重関連褥瘡と医療関連機器圧迫創傷を併せた「褥瘡」の有病率，有病者の特徴，部位・重症度．褥瘡会誌．2023；25（2）：96-118.
7) Mutairi KBA et al：Global incidence and prevalence of pressure injuries in public hospitals：A systematic review. Wound Medicine. 2018；22：(1) 23-31.
8) Li Z et al：Global prevalence and incidence of pressure injuries in hospitalised adult patients：A systematic review and meta-analysis. Int J Nurs Stud. 2020；105（5）：103546.
9) 日本褥瘡学会・在宅ケア推進協議会編：ケアプランが変わる！ 在宅介護が変わる！ 床ずれ予防プログラム—床ずれ危険度チェック表®を活かす．春恒社，2022.

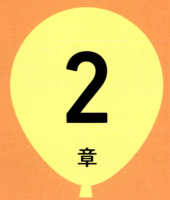

2章

終末期と褥瘡

A. 終末期医療の考え方と倫理

1. 終末期医療とは

わが国では，「終末期医療」を「エンドオブライフケア」，「人生の最終段階における医療」と呼び，がん患者や非がん患者，高齢者などを対象としたガイドラインが策定されている．厚生労働省のガイドラインでは，最期まで本人の生き方（人生）を尊重し，医療・ケアの提供について検討することが重要である旨が記されている[1]．では，具体的に「人生の最終段階」に値する人はどのような人なのか？ 全日本病院協会作成の終末期医療に関するガイドラインでは，表 2-1 のように 3 つの定義を満たす場合を「終末期」としている[2]．すなわち，終末期とは，複数の医師から病気の回復が期待できないと判断された状態であり，患者・家族・医師・看護師等の関係者が納得し，死を予測した対応を考える時期であるといえる．なお，本章では「終末期」と「エンドオブライフ」，「人生の最終段階」を同じ意味として用いる．

人生の最終段階を迎える状態は疾患の状況によりさまざまで，救命救急の場では発症から短い期間で終末期と判断されることが多い[2]．また，がんの場合では，死亡前の数週間から数日で機能が低下する．臓器不全（心臓や肺）の場合では，数年の間で悪化と改善を繰り返し徐々に機能が低下していく．高齢者の衰弱した状態や認知症の場合は，機能低下が年単位で長期間続きそのまま衰弱して死亡する場合がある[3]．このように終末期に至る経過はさまざまで，期間を予測することが難しい場合が多い．そのため，どのような状態が人生の最終段階に値するかは，患者の状態をふまえて，医療・ケアチームによる適切かつ妥当な判断に基づくことが重要である[4]．

表 2-1　終末期の定義

1) 複数の医師が客観的な情報を基に，治療により病気の回復が期待できないと判断すること
2) 患者が意識や判断力を失った場合を除き，患者・家族・医師・看護師等の関係者が納得すること
3) 患者・家族・医師・看護師等の関係者が死を予測し対応を考えること

（全日本病院協会：終末期医療に関するガイドライン～よりよい終末期を迎えるために～. 2016.
https://www.ajha.or.jp/voice/pdf/161122_1.pdf.）

2. 終末期医療の目的

　終末期医療におけるケアの1つの視点が緩和ケア（palliative care）である．世界保健機関 World Health Organization（WHO）は，「緩和ケアとは，生命を脅かす病に関連する問題に直面している患者とその家族の QOL を，痛みやその他の身体的・心理社会的・スピリチュアルな問題を早期に見出し的確に評価を行い対応することで，苦痛を予防し和らげることを通して向上させるアプローチ」と定義している[5]．WHO が提唱している緩和ケアの定義を表 2-2 に示す[5]．緩和ケアと終末期ケアは同じような意味で使用される場合があるが，緩和ケアは「治癒する可能性がある患者のケア」を含めるところに相違がある．すなわち，終末期医療を含めたより大きな概念が緩和ケアであるといえる．

　どのような疾患であっても終末期医療の目的は，患者やその家族の苦痛を軽減し，QOL を最大限に保つことである．具体的には，痛みを含めた症状管理，心理・社会・スピリチュアルな支援などを含めている．

3. 終末期医療の実践

　終末期医療においては，症状の緩和を第一優先に考えつつどのような医療を実践するかについては患者を含めた多職種による合意形成が重要である．人生の最終段階における医療・ケアの決定プロセスに関するガイドラインによると[1, 4]，終末期においてはできる限り早期から肉体的な苦痛等を緩和するためのケアを実践することが重要であり，そのうえで，医療・ケア行為の開始・不開始，医療・ケア行為内容の変更や中止については患者の意思決定が重要であることが述べられている．

表 2-2　WHO 緩和ケア定義

- 痛みやその他のつらい症状を和らげる
- 生命を肯定し，死にゆくことを自然な過程と捉える
- 死を早めようとしたり遅らせようとしたりするものではない
- 心理的およびスピリチュアルなケアを含む
- 患者が最期までできる限り能動的に生きられるように支援する体制を提供する
- 患者の病の間も死別後も，家族が対処していけるように支援する体制を提供する
- 患者と家族のニーズに応えるためにチームアプローチを活用し，必要に応じて死別後のカウンセリングも行う
- QOL を高める．さらに，病の経過にも良い影響を及ぼす可能性がある
- 病の早い時期から化学療法や放射線療法などの生存期間の延長を意図して行われる治療と組み合わせて適応でき，つらい合併症をよりよく理解し対処するための精査も含む

（大坂巌ほか：わが国における WHO 緩和ケア定義の定訳―デルファイ法を用いた緩和ケア関連18団体による共同作成―．Palliative Care Research. 2019；14（2）：61-6）

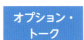

図 2-1　共同意思決定実践のためのスリー・トーク・モデル

(Elwyn G EA et al：Achieving Evidence-based Patient Choice. 3rd Ed. p78-85, Oxford University, 2016 より作成)

　また，患者にとっての最善の決定の際には，本人，家族，医療・ケアチームで話し合う共同意思決定 shared decision making（SDM）のプロセスが必要である．患者の意思は，病状に応じて変化しうることをふまえて，SDMを繰り返すアドバンス・ケア・プランニング advance care planning（ACP）の実践が推奨されている．SDMの実践に関しては，Elwynらが作成したスリー・トーク・モデルのステップ等（図 2-1）[6]を用いて，患者の価値観と希望に基づいて適切な選択が行われるように支援することも重要である．

　スリー・トーク・モデルには，①チーム・トーク，②オプション・トーク，③ディシジョン・トークの3つのステップがある．

4. 終末期医療の倫理

　終末期医療において，医療者はさまざまな倫理的ジレンマを経験する．患者の利益・不利益と医療者の責任，治療の中止や継続などさまざまな意見の間でどの意見に従うのがよいかわからない状態である．例えば，終末期では痛みの管理と鎮静薬の使用に関するジレンマを経験する．表 2-2 に示す緩和ケアの定義では，「痛みやその他のつらい症状を和らげる」こと，「死を早めようとしたり遅らせようとしたりするものではない」ことがケアとして述べられている．しかし，辛い症状の緩和のために使用した鎮静薬の副作用で意識低下や呼吸抑制，血圧低下等が同時に起こることが想定され，結果的に死を早める可能性も生じる．ここでは，患者の苦痛を緩和する利益とリスクが対立し，医療者のジレンマが生じる．

　終末期の褥瘡ケアでは，良いケアを行っても褥瘡が発生する場合があり，医療

A. 終末期医療の考え方と倫理

医学的適応（Medical Indications）	患者の意向（Patient Preferences）
善行と無危害の原則 1. 患者の医学的問題は何か？ 　病歴は？ 診断は？ 予後は？ 2. 急性か，慢性か，重体か，救急か？ 　可逆的か？ 3. 治療の目標は何か？ 4. 治療が成功する確率は？ 5. 治療が奏功しない場合の計画は何か？ 6. 要約すると，この患者が医学的および看護的ケアからどのくらい利益を得られるか？ また，どのように害を避けることができるか？	**自律性尊重の原則** 1. 患者には精神的判断能力と法的対応能力があるか？ 能力がないという証拠はあるか？ 2. 対応能力がある場合，患者は治療への意向についてどう言っているか？ 3. 患者は利益とリスクについて知らされ，それを理解し，同意しくいるか？ 4. 対応能力がない場合，適切な代理人は誰か？ その代理人は意思決定に関して適切な基準を用いているか？ 5. 患者は以前に意向を示したことがあるか？ 事前指示はあるか？ 6. 患者は治療に非協力的か，また協力できない状態か？ その場合，なぜか？ 7. 要約すると，患者の選択権は倫理・法律上，最大限に尊重されているか？
QOL（Quality of Life）	周囲の状況（Contextual Features）
善行と無危害と自律性尊重の原則 1. 治療した場合，あるいは，しなかった場合に，通常の生活に復帰できる見込みはどの程度か？ 2. 治療が成功した場合，患者にとって身体的，精神的，社会的に失うものは何か？ 3. 医療者による患者のQOL評価に偏見を抱かせる要因はあるか？ 4. 患者の現在の状態と予測される将来像は延命が望ましくないと判断されるかもしれない状態か？ 5. 治療をやめる計画はその理論的根拠はあるか？ 6. 緩和ケアの計画はあるか？	**忠実義務と公正の原則** 1. 治療に関する決定に影響する家族の要因はあるか？ 2. 治療に関する決定に影響する医療者側（医師・看護師）の要因はあるか？ 3. 財政的・経済的要因はあるか？ 4. 宗教的・文化的要因はあるか？ 5. 守秘義務を制限する要因はあるか？ 6. 資源配分の問題はあるか？ 7. 治療に関する決定に法律はどのように影響するか？ 8. 臨床研究や教育は関係しているか？ 9. 医療者や施設側で利害対立はあるか？

図 2-2　臨床倫理 4 分割法を用いた検討シート

（Jonsen AR et al, 赤林朗ほか監訳：臨床倫理学 臨床医学における倫理的決定のための実践的なアプローチ. 第5版, 序文 P13, 新興医学出版社, 2006）

者はその治療方法に関して，緩和と治癒の間でジレンマを感じていることが報告されている[7]．褥瘡を保有しているがん終末期患者らの質的研究では，褥瘡発生により患者は「死の訪れへの恐怖感」をもち，褥瘡の治癒や軽快により「治る力の存在による生きる励みと意欲」を感じていることが報告されている[8]．患者の安楽を優先し褥瘡ケアのゴールを変更することが最善であるのか，医療者にとってはジレンマを覚える報告である．

　このような倫理的課題に直面した際には，「どのような治療・ケアが患者にとって善い行為であるのか」を規範的に検討し意思決定をすることが求められる．臨

表 2-3　倫理の四原則

無　害	医療者は他者に害を与えてはいけない．医療者は，他者に対して治療を提供する際に，そのリスクを最小限に抑えなければならない．
善　行	医療者は，他者の利益のために行動する．
自律尊重	個人の価値観と信条に基づいて自分の意見を持つ権利，選ぶ権利，行動する権利を認めて尊重する．
公　平	人的・物的な医療資源を公平に分配する．ケアは平等に提供する．

床では，**図 2-2** に示す臨床倫理 4 分割法を用いて[9]，事例の情報を「医学的適応」「患者の意向」「QOL」「周囲の状況」の 4 つの側面から整理・共有し状況を把握する．そして，実施している医療・ケアを Beauchamp らが示した医療倫理の基本四原則「無害」「善行」「自律尊重」「公正・正義」（**表 2-3**）[10] に合わせて，どの倫理原則が対立しているのか規範的に検討して意思決定をしていく方法がある．

〔貝谷 敏子〕

文　献

1）厚生労働省：人生の最終段階における医療・ケアの決定プロセスに関するガイドライン（改定）. 2018.
https://www.mhlw.go.jp/file/04-Houdouhappyou-10802000-Iseikyoku-Shidouka/0000197701.pdf.
2）全日本病院協会：終末期医療に関するガイドライン～よりよい終末期を迎えるために～. 2016.
https://www.ajha.or.jp/voice/pdf/161122_1.pdf.
3）Lynn J, Adamson DM：Living Well at the End of Life-Adapting Health Care to Serious Chronic Illness in Old Age. Rand Health, 2003.
https://www.rand.org/content/dam/rand/pubs/white_papers/2005/WP137.pdf.
4）人生の最終段階における医療の普及・啓発の在り方に関する検討会：人生の最終段階における医療・ケアの決定プロセスに関するガイドライン（改定）解説編.
https://www.mhlw.go.jp/file/04-Houdouhappyou-10802000-Iseikyoku-Shidouka/0000197702.pdf.
5）大坂巌ほか：わが国における WHO 緩和ケア定義の定訳―デルファイ法を用いた緩和ケア関連 18 団体による共同作成―. Palliative Care Research. 2019；14（2）：61-6.
6）Elwyn G EA et al：Achieving Evidence-based Patient Choice. 3rd Ed. p78-85. Oxford University, 2016.
7）Langemo DK et al：Skin fails too：acute, chronic, and end-stage skin failure. Adv skin wound care. 2006；19（4）：206-11.
8）祖父江正代ほか：がん終末期患者の褥瘡に対する意味づけとケアへの期待. 日本創傷・オストミー・失禁管理学会誌. 2011；15（1）：46-54.
9）Jonsen AR et al, 赤林朗ほか監訳：臨床倫理学 臨床医学における倫理的決定のための実践的なアプローチ. 第 5 版, 序文 P13, 新興医学出版社, 2006.
10）Beauchamp TL et al, 永安幸正ほか監訳：生命医学倫理. 麗澤大学出版会, 2009.

B. 日本と海外の違い（終末期褥瘡の定義）

はじめに

　終末期とは，対象者の健康障害の経過を大別した際に，治療により病気の回復が期待できないと判断され，死を予測し対応を考える時期をさす[1]．このような時期に突然発生する褥瘡（皮膚損傷）は，急速に進行，悪化することが多く，これらの褥瘡は日本では"可避/不可避"褥瘡，海外では"unavoidable/avoidable" pressure ulcer/injury と称され，避けられる/避けられないのか否か，という議論が日本でも世界でも，今もなおなされている．

1. 海外の状況

　本項ではまず海外の状況や定義について紹介していきたい．National Pressure Ulcer Advisory Panel（NPUAP）は，2010年に"unavoidable/avoidable" pressure ulcer/injury について広く定義をした．これは米国で長期療養施設に入所する人に発生する褥瘡にペナルティが課されるようになったことがきっかけである．Unavoidable pressure ulcer/injury を定義することで，理不尽なペナルティを避けることが目的であった．Avoidable pressure ulcer は，患者の臨床状態と危険因子の評価，患者のニーズとゴール，標準ケアの実施，介入のモニタリングと評価，介入の見直しのいずれか1つでも実施できていないときに発生した褥瘡とされ，また unavoidable pressure ulcer/injury は，患者の臨床状態と危険因子の評価，患者のニーズとゴール，標準ケアの実施，介入のモニタリングと評価，介入の見直しが実施されていてもなお発生してしまった褥瘡と定義されている[2]．

　この unavoidable pressure ulcer/injury は終末期に発生することが多く，これらの褥瘡は Kennedy terminal ulcers（KTUs）や Trombley-Brennan terminal tissue injury（TB-TTI）などの名称で報告されてきた．KTUs は，余命2週間から数ヵ月に，主に尾骨部または仙骨部に突然発生する洋梨形，赤・黄・黒色を呈した褥瘡と定義されている[3,4]．TB-TTI は，終末期の臓器不全に関連しており，脛骨や大腿のような圧がほとんどかからない部位に蝶形で，ピンク・紫・あずき色を呈し，急速に進行・拡大する皮膚構造の破綻のない皮膚変化と定義されている[4,5]．またこれら終末期に生じる褥瘡を含む概念として，Skin Changes At Life's End（SCALE）や skin failure がある[4]．いくつかの報告を参考にそれぞれの用語の定義と関係について**表2-4**と**図2-3**にまとめた．いずれの用語も終末期に生じる

表2-4 終末期に発生する褥瘡および皮膚変化を表す用語

用 語	定 義	特 徴
Kennedy terminal ulcer (1989)	洋梨様の形で，赤・黄・黒色を呈し，主に尾骨部または仙骨部に発生する 発症は突然である	・余命2週間〜数ヵ月 ・その他部位：臀部・踵・坐骨 ・その他形状：蝶形・馬蹄形 ・境界不明瞭 ・面積が広く，深い場合がある
Trombley-Brennan terminal tissue injury (2010)	自然に現れる皮膚変化（終末期の患者にみられる，急速な進行，拡大，脛骨や大腿のような圧がほとんどかからない部位での出現，鏡像） 回避できない発生 終末期の臓器不全に関連する	・あざのような外観（ピンク，紫，あずき色） ・蝶形 ・脚もしくは胸椎や腰椎に水平に存在する線形 ・骨突出部もしくは骨突出部を超えて存在 ・皮膚構造の破綻はない（DTI*と間違いやすい）
Skin Changes At Life's End (2008)	臨死の過程で生じる生理的変化が皮膚や軟部組織に影響を及ぼし，客観的な皮膚の色や張り，皮膚障害などの変化，主観的な局所の痛みとして現れる	・皮膚変化は，標準的・適切なケアをしていても避けられない ・皮膚や皮下組織への低灌流および酸素の減少で生じる
skin failure	他臓器の重篤な機能障害もしくは機能不全と同時に起こる低灌流に起因する皮膚と皮下組織の壊死	・慢性，終末期や急性期における皮膚変化 ・平均余命はさまざま ・一般的には骨突出部に発生するが，時に他の部位にも発生 ・KTUs，TB-TTI，DTIと無関係かどうかは不明 ・ほとんどの場合，避けられない

* DTI：深部損傷褥瘡 deep tissue injury

（Ayello EA et al：Reexamining the Literature on Terminal Ulcers, SCALE, Skin Failure, and Unavoidable Pressure Injuries. Adv Skin Wound Care. 2019；32（3）：109-21を筆者訳）

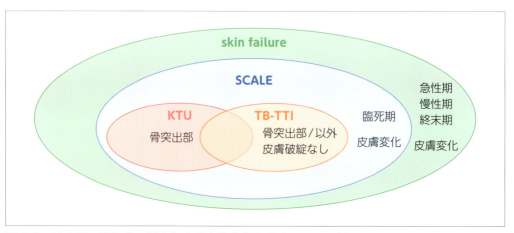

図2-3 終末期に発生する褥瘡および皮膚変化を表す用語の関係
KTU：Kennedy terminal ulcer，TB-TTI：Trombley-Brennan terminal tissue injury，SCALE：Skin Changes At Life's End
（日本創傷・オストミー・失禁管理学会 学術教育委員会（オストミー・スキンケア）作成）

褥瘡や皮膚変化であり，標準的な予防ケアをしていても避けられないことについてはコンセンサスが得られている[6]．避けられない理由としては，終末期に生じる臓器障害に伴う皮膚や皮下組織への低灌流，酸素の減少が考えられている．

2. 日本の状況

　日本では，日本褥瘡学会と日本創傷・オストミー・失禁管理学会の委員会や学術集会で，これまで"防ぎきれない"褥瘡についての調査や議論がなされてきた．この背景として，わが国における褥瘡発生率の下げ止まりがあげられる．臨床では，褥瘡予防ガイドラインに基づき，リスクアセスメント，個々に応じた予防ケアの提供がなされているにもかかわらず，高齢者やがんの終末期の患者において，皮膚変化や褥瘡を生じることがあり，ケアを行う医療者や介護者の疲弊やジレンマにつながってきた．またわが国でも，2018年度の診療報酬改定により，療養病床における褥瘡の悪化に対して減算措置が課せられるようになり，死亡直前の褥瘡発生率の上昇が医療の質（quality indicator）へ影響を及ぼす可能性が示唆された．日本では終末期褥瘡としてKTUsという用語が使用されることが多い．がん患者のKTUsとして，仙骨部や尾骨部に発生するものが多く，深度が進行したり，面積の拡大がみられたという報告や[7]，発生部位は多様であり，創の形状は洋梨形あるいは蝶形であったことが報告されている[8]．現在も各学会で議論が重ねられているものの，現時点では，終末期の褥瘡に関して，どのような褥瘡が避けられないのかについて，コンセンサスは得られていない．

　なお，2025年1月に日本褥瘡学会より，unavoidable pressure injury の和訳は，「不可避褥瘡（UPI）」とするとの声明が出された．UPI とは，「医療提供者が患者の身体状態および褥瘡の危険因子を評価し，褥瘡ガイドブックにある標準的ケアをふまえて，患者の身体状態およびニーズに合致した目標とあらゆる介入策を検討し試み，定期的に計画修正したにもかかわらず，発症した褥瘡」と説明されている．

おわりに

　海外と日本における終末期褥瘡の定義をまとめたが，共通の定義はないのが現状である．一方で終末期の褥瘡の中でも「避けられない褥瘡」があり，それらは海外では「unavoidable pressure injury」，日本では「不可避褥瘡（UPI）」と呼ばれ，「標準的ケアを踏まえて患者の身体状態やニーズに合わせた目標と介入，計画の修正にも関わらず発症した褥瘡」と定義されている．しかし，どのような褥瘡が「不可避」であるのかについては，十分な研究がなく，まだまだ発生までの疾患や

身体状態，予防ケアの内容や経過についてさまざまな場所で療養する患者を対象に丁寧に調査を重ねていく必要があるといえ，今後の研究の蓄積が待たれる．

〔玉井 奈緒〕

文 献

1) 全日本病院協会：終末期医療に関するガイドライン〜よりよい終末期を迎えるために〜. 2016. https://www.ajha.or.jp/voice/pdf/161122_1.pdf

2) Black JM et al：Pressure ulcers：avoidable or unavoidable? Results of the National Pressure Ulcer Advisory Panel Consensus Conference. Ostomy Wound Manage. 2011；57（2）：24-37.

3) Kennedy KL：The prevalence of pressure ulcers in an intermediate care facility. Decubitus. 1989；2（2）：44-5.

4) Ayello EA et al：Reexamining the Literature on Terminal Ulcers, SCALE, Skin Failure, and Unavoidable Pressure Injuries. Adv Skin Wound Care. 2019；32（3）：109-21.

5) Trombley K et al：Prelude to death or practice failure? Trombley-Brennan terminal tissue injuries. Am J Hosp Palliat Care. 2012；29（7）：541-5.

6) Sibbald RG et al：Results of the 2022 Wound Survey on Skin Failure/End-of-Life Terminology and Pressure Injuries. Adv Skin Wound Care. 2023；36（3）：151-7.

7) 青木和恵ほか：終末期がん患者における褥瘡の形態的特徴と経過および悪化要因. 日創傷オストミー失禁管理会誌. 2013；17（4）：294-303.

8) 倉繁祐太ほか：当院における終末期に発生した褥瘡の実態調査─Kennedy terminal ulcerの発生頻度に着目して. 褥瘡会誌. 2020；22（4）：407-12.

C. 終末期の褥瘡のとらえ方
―超急性, がん, 超高齢者で分ける考え方を中心に―

1. 終末期・エンドオブライフ期の褥瘡のとらえ方とは

わが国の褥瘡の疫学調査は, 日本褥瘡学会により経年調査が行われており, 低い有病率と推定褥瘡発生率であることが報告されている[1]（**1-B** 参照）. これはわが国の褥瘡管理の取り組みが奏功していることを示唆するものであることは第1章に述べられているとおりである. そして, 日本褥瘡学会が掲げる褥瘡有病率の目標値は 1% であり, 達成できていない領域においてのさらなる取り組みが求められている. 一方で, 日本褥瘡学会による褥瘡の予防と管理のガイドラインに準拠したケアを提供しても発生する褥瘡があり,「不可避褥瘡（UPI）」が存在する. 終末期褥瘡のなかにもそれに含まれるものが示唆されている.

終末期は, 人生の最終段階, すなわちエンドオブライフ期と称されるようになった. エンドオブライフの時期は, 病期が不可逆的に進行し, 長期的に安定した身体機能の維持や回復の見込みがない危機状態である. これは疾患の末期状態だけではなく, 老化による機能低下による生命危機も含まれる. 終末期・エンドオブライフ期という用語の定義は, わが国の複数の関連学術学会からそれぞれの見地に立って解説されており, 統一されたものは現時点ではない. EAPC（European Association for Palliative Care）ではエンドオブライフ期の定義[2]を, 広義では,「患者・家族・医療職が病気による死を自然の死ととらえ, 長くても 1〜2 年で亡くなるとわかる状態」, 狭義では「亡くなる数時間〜数日の時期」と幅広くとらえている. すなわち, がんのみならず, 臓器不全（心不全や腎不全など）, 非がん疾患の末期, 高齢者・フレイル状態からの身体期の低下による死亡が含まれる. わが国の死亡数を死因別にみると, 第 1 位悪性新生物, 第 2 位心疾患, 第 3 位老衰, 第 4 位脳血管疾患, 第 5 位肺炎と続く.

Lunney[3]らは, エンドオブライフ期における機能低下と時間経過の関連を類型化し臨死の軌跡として次の 4 つのパターンを示し（**図 2-4**）, 7 つの ADL, すなわち室内歩行・入浴・洗面・着替え・食事・ベッドから椅子への移乗・トイレ, における介助の有無について, 経時的に調査し, その死の 1 年前からの ADL の介助状況を示した（**図 2-4**）.

- 突然死：身体機能の低下はなく, 突然死亡する.
- がん：身体的機能は比較的長期にわたり高く維持されるが, 死が近づくと急激

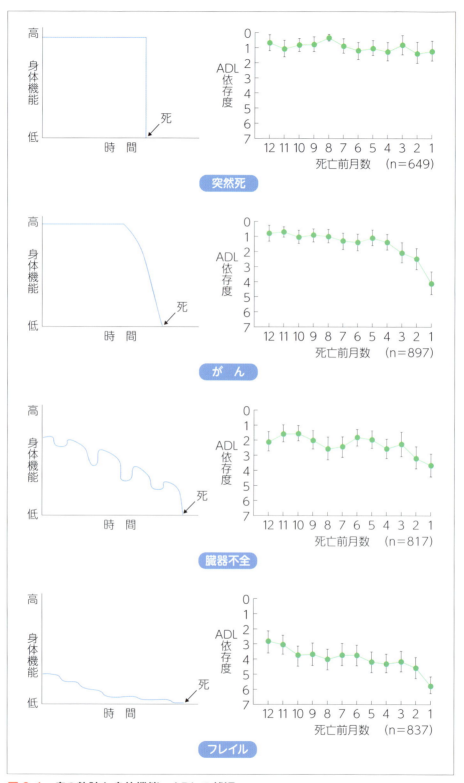

図 2-4 病の軌跡と身体機能・ADL の状況
(Lunney JR et al：Patterns of functional decline at the end of life. JAMA. 2003：289（18）：2387-92 より作成)

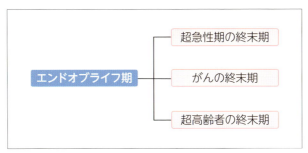

図 2-5　エンドオブライフ期の 3 つの分け方

に低下し死亡する.
- 臓器不全：急性増悪と回復を繰り返しながら徐々に身体機能が低下し死亡する.
- フレイル：身体状態が低いまま比較的長期に経過し，なだらかに身体機能が低下する.

褥瘡発生は身体機能の低下との関連がきわめて高い病態であり，褥瘡予防としてタイムリーなケア介入が必要であるが，「タイムリーな時期の見極め・アセスメント」はきわめて難しいと考える．Lunney らが示す 4 パターンのうち，「突然死」は予見不能な状況があり，身体機能の低下を予測するという考えを当てはめることは適切ではない．「がん」「臓器不全」「フレイル」の ADL の成り行き（図 2-4）とわが国の死因を基に終末期・エンドオブライフ期に褥瘡を有する状況を鑑みると，「超急性」「がん」「超高齢者」に分けられる（図 2-5）．「超急性」は「突然死」または「臓器不全」のパターン，「がん」は「がん」そして，「超高齢者」は「フレイル」のパターンが相当すると考えられる.

2. 超急性

超急性，すなわち集中治療領域における終末期とは「集中治療室などで治療されている急性重症患者に対し，適切な医療を尽くしても救命の見込みがないと判断される状態」[4]と定義されている.

集中治療領域では事故や慢性疾患の急性増悪により身体機能低下が急であり，時間的猶予がない状況も推測される．鎮静を要する慢性疾患患者は呼吸器疾患や心疾患の病状の変化とともに症状の悪化と回復を繰り返し，徐々に身体機能が低下し最期は急に訪れるという特徴がある.

3. がん

　がん患者は最後の最後の1カ月には悪液質による倦怠感や食欲不振などの全身症状があり[5,6]，死亡の2日前には強い苦痛（呼吸困難，疼痛，不穏・せん妄，嘔吐）が出現し，急速に身体機能が低下する[7].

4. 超高齢者

　死因を年齢で見ると，75歳以上80歳未満では，悪性新生物，心疾患，脳血管疾患が上位3位を占め，85歳以上となると，悪性新生物，脳血管疾患，老衰となっている．認知症や老衰は，緩やかに身体機能が低下し，ADLが低い状態で長期間を過ごす．苦痛を伴う症状としては，経口摂取困難，浮腫，肺炎などがあるが[8]，認知症により訴えが少なく過小評価されることがある．

おわりに

　超急性期・がん・超高齢者では，終末期・エンドオブライフ期の身体症状低下の状況が異なり，また個々によって臨死期に入る期間は異なるため，「適切な褥瘡予防ケア介入」が困難な場合がある．また緩和ケアとして，苦痛除去のケアに重点を置くため，褥瘡管理においては，患者の快適性を常に考慮し，苦痛をもたらすケアは回避する必要がある．

〔大桑 麻由美〕

文献

1) 石澤美保子，紺家千津子，北村言ほか：療養場別自重関連褥瘡と医療関連機器圧迫創傷を併せた「褥瘡」の有病率，有病者の特徴，部位・重症度．褥瘡会誌．25（2）：96-118：2023.

2) European Association for Palliative Care：White Paper on standards and norms for hospice and palliative care in Europe：part 1. Eur J Palliat Care. 2009；16（6）：278-89.

3) Lunney JR et al：Patterns of functional decline at the end of life. JAMA. 2003；289（18）：2387-92.

4) 日本集中治療医学会ほか：救急・集中治療における終末期医療に関するガイドライン～3学会からの提言～．2014. https://www.jaam.jp/info/2014/pdf/info-20141104_02_01_02.pdf

5) Lynn J：Perspectives on care at the close of life. Serving patients who may die soon and their families：the role of hospice and other services. JAMA. 2001；285（7）：925-3.

6) Seow H et al：Trajectory of performance status and symptom sores for patients with cancer during the last six months of life. J Clin Oncol. 2011；29（9）：1151-8.

7) Ventafidda V et al：Symptom prevalence and control during cancer patients' last days of life. J Palliat Care. 1990；6（3）：7-11.

8) 平原佐斗司：認知症高齢者のエンドオブライフ・ケアと臨床倫理老年精神医学雑誌．33（6）：579-586,2022.

D. 終末期における褥瘡とリハビリテーション

1. 終末期リハビリテーションの基本的視点

a 「右肩上がり」の視点からの離脱

リハビリテーション rehabilitation とは，本来は，re（再び）habilis（適する）-ation（なること）を語源にもつ「理念」を示す用語[1]であるが，理学療法や作業療法のことを思い浮かべられることも多い．そして，横軸に経過時間を，縦軸に機能の改善（向上）をとっていくと，右肩上がりに回復していくイメージをもたれ，右肩上がりを目指す取り組みがリハビリテーションであるかのようにとらえられることも多い．そのため，終末期の状態にある対象者は回復が困難であり，右肩上がりの変化が困難であることから，終末期の状態にある人を対象に含めないというイメージをもたれることも多かった[2]．

しかしながら，多死社会を迎えるなかでは，終末期にある人においても，生活の質（quality of life：QOL）を考え，リハビリテーションの視点を含めて考えていくことが求められる．そのため，根本である「リハビリテーションは右肩上がり」という意識から離脱することが，終末期リハビリテーションとして考えていくために重要となる．

b 「生きている」を支える視点

「右肩上がり」の視点から離れるということが，即「右肩下がり」のなかで関わることを意味するわけではない．「右肩上がりかどうか」という対象者の今後に着目するのではなく，対象者の「今」を考えることがポイントである．すなわち，対象者は「死んでいない」わけで，「生きている」存在としてとらえることが必要である．したがって，「生きている」対象者に対して，どのように関わるのかを考え，1人ひとりの「QOL」を考えた関わりが必要である[3]．

2. リハビリテーション・ケアの共通視点

a 自立生活

「リハビリテーション看護」「リハビリテーション介護」など，「リハビリテーション」を冠された言葉は多い．これらは，リハビリテーションが理学療法や作業療法といった単なる治療手技ではなく，理念であることを物語っている表れの

ひとつである．リハビリテーションの視点は，1人ひとりがそのときに有する身体的・精神的機能を活用した生活を行っていくことにある．看護における療養上の世話も，介護職が提供する介護も，対象者の能力を無視してやみくもに介助するものではない．対象者の能力をとらえ，その能力を十二分に発揮できるように支援することが大切である．すなわち，対象者自身のリハビリテーションを支援するための関わりを多職種が協力して実施することが求められ，これらが適切に展開されるためにも，自立生活の考え方を共有することが大切である．

「自立生活」といえば，単純に，他者の手を借りることなく自らの力で生活できることをイメージする．しかし，自立生活として大切なことは，単に他者の手を借りるかどうかではない．例えば，他者の手を借りずにすべての日常生活を自分の力だけで実施しようとして，時間がかかり，外出できない人よりは，他者の手を短時間借りることによって外出などができる人のほうが自立しているという考え方も大切である[4]．1人ひとりが求める生活を実現するために，時には人の手を借りるということもひとつの手段であるという視点をもつことが大切である．

b 自己実現

自立生活の基本は，日常生活の自立のみならず，日々の暮らしのなかで，自らが求める生活がどの程度実現しているのかが大切になる．自らが望む生活が実現するように他者から支援を受けることを選択することも大切であり，これらが実現して始めて，自己実現が図れたといえる．自己実現を図るためには，まず，どのような生活を望むのかを確認して関わることが求められる．

終末期の状態にある人のなかには，できることが減少し，どのような生活を望むのかをイメージしにくい人もいる．そのような場合，例えば，「ベッド上での臥床生活が主となったとしても，そのなかで果たせる役割，果たしたい役割があること，周囲が求める役割，すなわち，存在意義があること」を伝えることが大切であり，それらの実現に向けた支援が自己実現に対する支援となる．

3. リハビリテーションの視点からの褥瘡ケアに対する関わり

a 生活を見据えて考える

終末期に入ってくると，褥瘡の発生リスクが高まったり，褥瘡を形成したりすることが増える．症状が重度化してくれば，臥床時間が長くなり，身体的変化も相まって褥瘡の発生リスクが高い状態に陥る．また，体圧分散寝具などを活用し，体位変換などのケアを提供していたとしても持続的な臥床姿勢によって褥瘡が形成される．そのため，褥瘡の予防や治療が主になってくることが多い．しかしな

がら，褥瘡の予防や治療のために日々を過ごすということでよいのだろうか？

1人ひとりの対象者の生活を考えていくと，褥瘡の予防や治療が大切であるが，同時に，日々の生活をどのように送るのかという視点も大切である．特に，終末期にある対象者にとっては，一日一日の充実がより一層重要となってくるため，どのような生活を送ることを求めているのかを見据えて考えていくことが非常に重要である．

終末期にある対象者の生活は，徐々に臥床生活へと移行していくと思われる．しかし，坐位が可能な期間はできるだけ坐位をとるようにすることが大切である．長時間の臥床を継続すれば，その視野のほとんどは天井を向くことになる．QOLを考えた場合，常に天井を向く臥床生活ではなく，坐位生活を試み，できるだけ長く坐位をとれるように支援することが大切である．特に，食事をとる場合に坐位となることは，食べ物が口に入るまでを見ることができ，食を楽しむことを可能とする．また，頸部が軽度屈曲位になることによって，誤嚥を生じさせにくくすることにもつながる[5]．

b 苦痛除去

終末期になり，状態のレベル低下が進むと，活動が制限され，必然的に常時臥床状態になることがある．臥床期間が長くなることで関節拘縮や筋萎縮を進展させ，褥瘡発生リスクを高めることがある．そのため，可能な範囲での坐位確保などを進めることも大切である．坐位をとることで腹部臓器の下降が得られ，胸部の圧迫の軽減が図られ，呼吸機能の改善につながることもある．QOLの面からも姿勢の変換は重要であり，特に，坐位をとることで視界が変化することは，多様な側面においても利点が多い．そのためには，ベッドの背上げ機能やクッションなどを活用した関わりが重要である．

また，いったん褥瘡が形成されれば，処置が必要となり，その治療には多大な時間を要する．終末期にある人においては，基礎疾患のこともあり，創治癒までの期間がさらに長期化し，感染などの合併症を引き起こすこともある．そのような場合でも，肺炎などを引き起こさないために呼吸機能の維持・向上が大切である．

このように，終末期にある対象者にとっては，不動期間に伴う苦痛を除去し，苦痛の少ない生活の実現に向けて取り組むことが重要である．

c 褥瘡予防

褥瘡予防を考えたリハビリテーションの視点からの関わりとしては，褥瘡の発生要因に対する対応が重要となる．不動による関節拘縮や筋萎縮は，褥瘡の発生要因のなかでも最も好発しやすいものである．関節拘縮や筋萎縮の問題は，褥瘡

形成の有無だけではなく，四肢の関節拘縮が進めば更衣時に疼痛などの問題を引き起こすことにもつながる．また，股関節の可動性の低下は，下肢の開排制限につながり，排泄ケア時などにおける陰部保清の困難さにもつながる問題である．さらに，脊柱の可動性が低下すれば，坐位姿勢の制限を受けることもある．動きが制限されている身体を無理に動かそうとすれば，随所に疼痛を生じさせることとなり，次第に，身体を動かすことが嫌になるという悪循環を生み出す．

　終末期にある対象者においては，骨，筋ともに脆弱性が進んでいることが多い．そのため，進行の予防のために他動運動を行うときには，筋の伸張性を確認しながらゆっくりとした速度で動かすなど，動かし方に留意することが必要である．急激に動かすことは筋の断裂や骨折を引き起こすリスクが高まるのに対して，ゆっくりと動かすことで最終可動域の感触を確認することができ，安全性高く他動運動を行うことができる．また，筋萎縮の予防のためには，外部から電気刺激を加えることで筋収縮を促す物理療法が適用となる．

d ポジショニング

　終末期の状態にある人は，抱えている課題がさまざまであり，個別性を考えたポジショニングが必要となる．ポジショニングを行ううえで共通するポイントは，緊張を和らげ安楽な姿勢を保つことである．呼吸苦を緩和するためには，軽度の頭側挙上を行うことで，腹部臓器による圧迫を緩和する(図 2-6)．また，上肢の緊張を和らげるためにも，肘が体幹の後方に落ち込まないように上腕を下部から支え，前腕部もクッションで支える(図 2-7)．臥床期間が長くなると下肢の拘縮が進行してくるため，下肢後面にトータルコンタクトするようにクッション

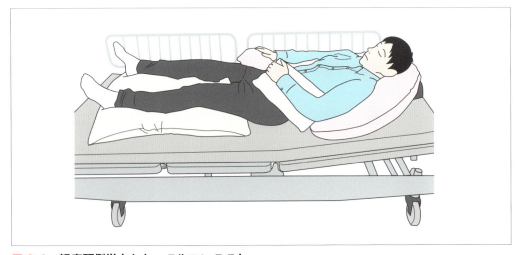

図 2-6　軽度頭側挙上とトータルコンタクト

D. 終末期における褥瘡とリハビリテーション

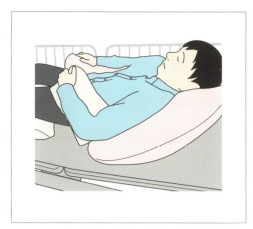

図 2-7　肘の後方へ落ち込み防止

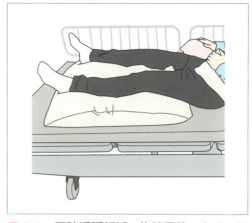

図 2-8　下肢浮腫軽減・拘縮予防のための下肢後面の全面支持

をあてて対応する．また，下腿部をやや高めにすることで下肢の浮腫の軽減を図ることもポイントのひとつである（図 2-8）．拘縮予防のためには，膝関節の伸展方向や足関節の背屈方向に力を加えるイメージがあるが，その力が過度な場合には伸張刺激となり逆に緊張を強める原因にもなるため，伸張の程度を指で確認することが重要である．

e シーティング

　生活の活性化を考え，持続的な臥床姿勢ではなく，坐位姿勢へと姿勢を変化させることは重要である．安定した坐位姿勢を保つためには，車いすならびに車いす用クッションの選択が重要である．標準型車いすだけでなく，ティルト機構を有する車いすを使用することでバックサポートに身体を預けたような坐位を保持することも可能である．車いすを選ぶときには，車いすのサイズを体型に応じたものにすることが必要である．また，車いすに座る時間が長くなってくると臀部に褥瘡を形成するリスクが高まる．そのための対応として，車いす用クッションによる体圧の再分散を考慮するとともに，側方安定性を含めたシーティング対応が必要である．

　車いすに座ると褥瘡を形成するといわれることもあるが，坐位姿勢をとって褥瘡を形成する場合には，どの部位で褥瘡形成がみられるのかを確認することが必要である．坐骨結節部に褥瘡を形成する場合には坐位時間の長さが要因となるが，それ以外の仙骨部や尾骨部に発赤などがみられる場合には，単に車いす離床が要因ではなく，座り方や座らせ方の問題ともいえる[6]．ベッドから車いすへの移乗動作時に臀部に負担を加えていることもあるため，臀部への刺激の加え方を考慮することも大切にしなければならない．

おわりに

　終末期リハビリテーションの観点から褥瘡ケアを考えていくと，亡くなられたときに褥瘡などがない身体で見送れるようにすること，さらに，それまでの存命中には「その人らしさ」を大切にした関わりを展開することが大切である．その関わりの1つひとつが人としての「死に際」を美しくし，quality of death を考えたケアであり，究極の quality of life を考えたケアに通じるものである．

〔日髙 正巳〕

文 献

1）天満和人：リハビリテーションとは. 天満和人ほか編, セラピストのための概説リハビリテーション. 第2版, p.2, 文光堂, 2018.

2）日髙正巳：リハビリテーションの立場からみた死. 介護福祉研究. 2000；8（1）：49-52.

3）日髙正巳ほか：いわゆる終末期理学療法とは. 日髙正巳ほか編, 終末期理学療法の実践. p.2-6, 文光堂, 2015.

4）北野誠一：自立生活支援の思想と介助. 定藤丈弘ほか編, 自立生活の思想と展望. p.42-70, ミネルヴァ書房, 1993.

5）日髙正巳：「座る」から「生活をする」へのシーティングの基礎. 褥瘡会誌. 2021；23（2）：96-101.

6）日髙正巳：皮膚科医が知っておくべきシーティングの知識. 皮病診療. 2019；41（2）：110-6.

E. 終末期における褥瘡と栄養管理

はじめに

わが国における死因で最も多いのは悪性新生物，次いで心疾患である[1]．これらの疾患を有する患者においては，褥瘡のリスクとなる低栄養や悪液質という病態を併存している場合が多く，栄養管理を行う意義は大きい．しかし，余命が数週間や1ヵ月と予想される場合における栄養管理では，栄養状態の改善を図るために積極的に介入をするのではなく，患者が残された時間をいかに安楽に，尊厳を保ち過ごせるかという視点で関わることが大切となる．特に，食事は栄養補給としての役割だけでなく，幸福感や満足感を得るために重要なものである．患者の病態の変化を理解し，患者がどのような栄養管理を望んでいるのかをよく聞き取ったうえで，個別化した栄養管理を行うことが重要である．終末期はエンドオブライフ期と称され，その期間については日単位から年単位までさまざまであるが，本項では，終末期の褥瘡発生の好発時期を考慮し，余命が数週間や1ヵ月と予想される時期を終末期と設定して，栄養状態から褥瘡の栄養管理までを概説する．

1. 終末期における栄養状態

余命1ヵ月未満になると，体内の代謝が変化し，食欲不振が著明となる．体重も減少し，低栄養が顕著となる．身体活動が低下し，エネルギー消費量が抑制され，身体が必要とするエネルギー量も減少する．このような時期に過分に栄養投与をすると，体内の水分貯蔵の増加や臓器障害などさまざまな悪影響がもたらされ，患者自身の苦痛を増強させる一因となる．また，臓器不全は終末期の褥瘡発生のリスク危険因子でもある．患者の状態にあわせて栄養および水分投与量を漸減させることについて検討する必要が生じる．

一方で，栄養や水分投与量を過剰に減らしたり，必要以上に早期に減らしたりすることは，全身状態を不必要に低下させ，死期を早めることにつながりかねない．患者の状態を的確に評価し，栄養や水分投与量の漸減のタイミングを正しく見極めることが重要である．

2. 終末期における栄養管理

a 栄養管理の目的

　余命が数週間〜1ヵ月と予想される終末期においては，栄養管理の目的のギアチェンジが必要である．終末期以前の褥瘡患者の栄養管理では，低栄養を改善させ，褥瘡の治癒を促すことを目的とした積極的な食事・栄養療法が実施される．それに対して，終末期における褥瘡患者の栄養管理は，患者のQOLを維持し，患者が安楽かつ尊厳を保ち，それぞれの望む生き方をまっとうできるように支えることが目的となる．

b 栄養管理の流れ

　終末期の褥瘡における栄養管理に関して，まだガイドラインは整備されていない．しかし，栄養管理の基本的な手法は，終末期に限らず，栄養ケアプロセスに則って行うとよい（図 2-9）[2]．まず栄養スクリーニング，栄養アセスメントを行い，栄養状態の評価や栄養介入のプランニングに必要な情報を収集する．この情報を基に，栄養診断にて栄養学的な問題点（低栄養の評価や重症度判定など）を明らかにし，栄養介入の計画・実施を行う．栄養介入中は定期的に栄養モニタリングを実施し，栄養介入の効果を判定するとともに，栄養介入に伴い浮腫や消化器症状などの悪影響がないかを確認する．

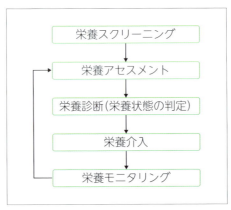

図 2-9　栄養ケアプロセス
(Swan WI et al: Nutrition Care Process and Model Update: Toward Realizing People-Centered Care and Outcomes Management. J Acad Nutr Diet. 2017; 117 (12): 2003-14 より作成)

E. 終末期における褥瘡と栄養管理

c 栄養スクリーニング

これまでに開発され，実際に臨床で用いられている栄養スクリーニングツールには，Subjective Global Assessment（SGA），Malnutrition Universal Screening Tool（MUST），Nutrition Risk Screening 2002（NRS-2002），Mini-Nutritional Assessment（MNA）などがある．終末期に特化したツールはなく，これらいずれの評価法を用いてもよい．SGA は主観的評価であるゆえに評価法の習得が必要ではあるが，急性期から慢性期までさまざまな疾患の患者での妥当性が示されており，終末期の患者に限らず，栄養スクリーニング法として広く臨床で用いられている．

d 栄養アセスメント

栄養アセスメントで収集される項目の一例を**表 2-5** にまとめた．終末期では，腎機能や電解質などの異常を示す生化学的指標，意識レベル，浮腫や腹水などの

表 2-5 栄養アセスメントで収集する項目の一例

評価項目	指　標
栄養摂取歴	• 栄養摂取ルート • 食事・栄養摂取内容と摂取栄養量（エネルギー，たんぱく質，水分など） • 栄養充足率（目標量に対する摂取量の割合） • 栄養補助食品の使用状況 • 食物アレルギー • 食形態 • 食事回数・時間や食事の準備者について • 嗜好や食文化 • 食事に対する意欲や希望など
身体計測値	• 身　長 • 体重（変化量） • BMI • 上腕周囲長 • 上腕皮下脂肪厚 • 上腕筋囲 • 握力など
生化学的指標・各種検査指標	• 血液検査：総蛋白，アルブミン，トランスサイレチン，C反応性蛋白，尿素窒素，クレアチニン，アンモニア，ビリルビン，胆道系酵素，アミラーゼ，血糖値，電解質，ヘモグロビン，ヘマトクリット値，白血球数，血小板，プロトロンビン時間など • 尿検査：尿素窒素，クレアチニン，ケトン体など • 必要に応じて安静時エネルギー代謝測定値
身体所見	摂食・嚥下機能，意識レベル，消化器症状，浮腫，腹水，呼吸状態，筋肉や体脂肪減少を示す所見など
患者背景	現病歴，既往歴，治療内容や治療方針，生活背景など

身体所見を丁寧に評価することが必要である．また，嗜好や食文化，食事に対する意欲や希望などを本人や家族から丁寧に聞き取ることも重要である．症例に応じて必要な項目を選別し，身体計測などを行う際には，患者の苦痛や負担にならないように十分な配慮が求められる．

アルブミンなどの血清蛋白濃度は，低栄養の評価指標として長年用いられてきた．しかし近年では，これらの血清蛋白濃度は栄養状態より炎症を反映する指標であるとされている[3]．そのため，アルブミンなどの血清蛋白濃度から低栄養状態を評価することはできないが，低アルブミン血症は終末期の褥瘡発生の重要な危険因子であることから評価する意義はあるといえる．しかし，採血を伴う検査は痛みを伴い，患者にとっては苦痛となりうることを忘れてはならない．検査が患者にメリットをもたらす場合にのみ実施されるべきであり，その判断は患者・家族を含め，医師や看護師などの終末期ケアに関わる医療チームで十分に議論されるべきである．

e 栄養診断

栄養診断では，低栄養などの栄養学的問題点やその重症度を評価する．低栄養の評価法として GLIM（Global Leadership Initiative on Malnutrition）がある（図 2-10）．この基準では，現症と病因のそれぞれに 1 つ以上該当する場合に低栄養と判断される．さらに，現症の評価で用いた数値から，低栄養の重症度も判定できる．

f 栄養介入

終末期においても，可能であれば経口摂取・経管栄養が望ましい[4]．腸管を使った栄養管理を行うことによって，免疫能低下やバクテリアルトランスロケーションの防止も期待できる．食事は，食べやすい食形態や患者の嗜好を優先した食事内容へ変更（例：軟らかい食事，飲み物，ゼリー，アイスなど）し，各種栄養素や塩分摂取制限の緩和（例：減塩食から普通食への変更）を検討することも一案である．経口栄養補助食品の開始・追加を検討する際には，余命数週間程度の場合に経口栄養補助食品を追加することの臨床的意義は乏しい可能性もあり，患者の負担と利益を考えて，多職種での慎重な検討が必要である[5]．経口摂取・経管栄養が困難な場合には静脈栄養の実施も検討されるが，投与水分量は最小限にとどめ，患者や家族の意向も考慮して柔軟に対応することが重要である．

終末期の褥瘡患者が 1 日に必要とするエネルギーおよびたんぱく質の推奨量についてはいまだ一定の見解はない．一般に，褥瘡の治療には高エネルギー・高たんぱく質の栄養補給が提案される[6]．NPIAP（NPUAP）/EPUAP/PPPIA ガイドラ

E. 終末期における褥瘡と栄養管理

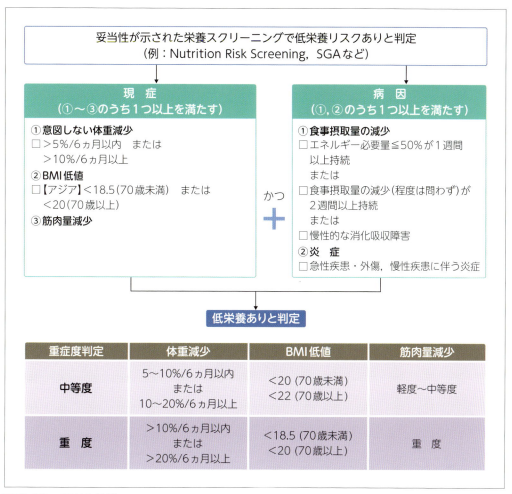

図 2-10 GLIM 基準

(Cederholm T et al：GLIM criteria for the diagnosis of malnutrition-A consensus report from the global clinical nutrition community. Clinical Nutrition. 2019；38：1-9. https://doi.org/10.1016/j.clnu.2018.08.002. を参考に作成)

インでは，エネルギー 30 〜 35kcal/kg/日，たんぱく質 1.25 〜 1.5 g/kg/日を推奨している[7]．しかし，終末期の患者にこれだけの高エネルギー・高たんぱく質の栄養管理を行うことは現実的ではない．過剰な栄養投与に伴う浮腫や消化器症状，呼吸状態悪化，過度の血糖上昇などがないよう注意が必要である．

　水分量については，日本静脈経腸栄養学会では，1 日 1,000 mL 以下で管理することが推奨されている[4]．口渇感の訴えがあった場合には，氷片を口に含む，口唇・口腔を湿潤させるなどして対応するとよい．

　褥瘡治癒に関して，アルギニンやコラーゲンペプチドなどの特定の栄養素の補給が提案されることがあるが，これらの栄養素が終末期の褥瘡にもたらす効果についてはいまだ明らかでない．

g 栄養モニタリング

　栄養モニタリングでは，栄養アセスメントで一例としてあげた評価項目の経時的変化を把握することで，栄養介入に伴う有害事象の有無，介入に対する患者の受け入れ度，介入の効果などを評価し，適宜，栄養介入内容の調整を行っていく．終末期の患者は状態の変化が大きいため，数日おき〜1週間など，こまめな栄養モニタリングが必要である．

3. 多職種連携

　一般に褥瘡患者に対して，管理栄養士や栄養サポートチーム nutrition support team（NST）の介入を行うことも有用である．終末期においては，患者本人や家族を中心として，医師・看護師・薬剤師・管理栄養士・理学療法士などの多職種チームで栄養管理を行うことで，病態や患者の希望により即した個別化した栄養管理を行うことが可能となると思われる．

〔長谷川陽子〕

文献

1) 厚生労働省：令和2年（2020）人口動態統計（確定数）の概況
https://www.mhlw.go.jp/toukei/saikin/hw/jinkou/kakutei20/index.html

2) Swan WI et al：Nutrition Care Process and Model Update：Toward Realizing People-Centered Care and Outcomes Management. J Acad Nutr Diet. 2017；117（12）：2003-14.

3) Evans DC et al：The Use of Visceral Proteins as Nutrition Markers：An ASPEN Position Paper. Nutr Clin Pract. 2021；36（1）：22-8.

4) 日本静脈経腸栄養学会：静脈経腸栄養ガイドライン. 第3版. p.344-51, 照林社, 2013.

5) Muscaritoli M et al：ESPEN practical guideline：Clinical Nutrition in Cancer. Clin Nutr. 2021；40（5）：2898-2913.

6) 日本褥瘡学会：褥瘡予防・管理ガイドライン. 第5版. p.28-9, 照林社, 2022.

7) National Pressure Ulcer Advisory Panel, European Pressure Ulcer Advisory Panel, Pan Pacific Pressure Injury Alliance：Prevention and Treatment of Pressure Ulcers/Injuries：Quick Reference Guide 2019.

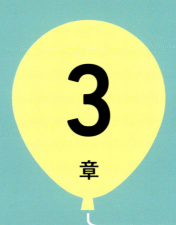

3章

終末期の褥瘡の管理

A. 褥瘡のリスクアセスメント・DESIGN-R®2020

はじめに

　褥瘡予防に重要なことは，対象者の褥瘡発生を予測し，その因子の除去または危険度を下げるケア計画を立案・実践することである．また，発生後は褥瘡状態を的確に評価し，創状態に応じた局所管理，全身管理を立案・実践し，創傷治癒の促進または悪化防止を図ることである．ここでは，予防，管理の最初の過程となるリスクアセスメント，褥瘡状態評価について概説する．より詳細な予防・ケアについては各章で述べられている．

1. リスクアセスメント

　褥瘡発生の危険因子は，発生原因である外力（大きさと持続時間）と外力に対する組織耐久性低下に影響する．終末期にある患者は多臓器不全の状態にあることから，複数の危険因子が存在し，かつ危険因子の除去または危険度を下げるケアを実践することが難しい．また，終末期のケアは患者の安楽や好みに重点が置かれ，これに起因する褥瘡発生の危険因子が存在することもある．さらに病状の進行に伴い，危険因子の程度が増す．以上から，終末期にある患者は褥瘡発生のハイリスク状態にあるといえる．

　終末期にある患者のアセスメントは，現時点で褥瘡がない患者においては褥瘡発生予測とその対策立案であるが，褥瘡を有する患者においては，褥瘡状態を悪化させる因子，および別の部位における新たな褥瘡発生をもたらす因子の予測とその対策立案である．

　日本褥瘡学会による『褥瘡予防・管理ガイドライン（第5版）』[1]においては，褥瘡発生予測にリスクアセスメントを行うことが推奨されている．なかでも危険因子をまとめたリスクアセスメントスケールを使用することを勧めている．残念ながら終末期に特化した信頼性と妥当性が検証されたリスクアセスメントスケールはない．ここでは，診療報酬に関連し，わが国で広く使用されている危険因子評価と褥瘡ハイリスク項目と終末期に関連した事項を追加して説明する．

a 危険因子評価

　「褥瘡対策に関する診療計画書（別紙3）」に含まれており，日常生活自立度の低い入院患者全てに対し評価を行うことになっている（**表3-1**）．7つの危険因子[2〜4]

表3-1 褥瘡危険因子

危険因子	解　説
①基本的動作能力[*1] （ベッド上　自力体位変換） （いす上　座位姿勢の保持，除圧）	ベッド上：自力体位変換とは自力で体位変換を適宜できることをさす．自力で身体を動かすことができても，痛みのために同一体位しかとれない場合には自力体位変換ができないものとする． いす上：座位姿勢保持とは，特に姿勢が崩れたりせず，座ることができることをさす．除圧とは，自分で座り心地をよくするために姿勢を変えることができることをさす．
②病的骨突出[*2]	殿筋の廃用萎縮や長期低栄養状態による殿部皮下脂肪の減少によって仙骨が相対的に突出した状態をいう．仙骨部と殿部軟部組織の高低差（突出度）によって決定される．
③関節拘縮[*2]	関節構成体軟部組織の損傷後の瘢痕癒着や不動による廃用性変化のひとつで，関節包，靭帯などを含む軟部組織が短縮し，関節可動域に制限がある状態である．
④栄養状態低下[*1]	褥瘡発生を予防するために必要な栄養が適切に供給されていないことをさす．
⑤皮膚湿潤 （多汗，尿失禁，便失禁）[*1]	皮膚湿潤により皮膚の防御機能が低下し，摩擦係数が高くなることから皮膚損傷を生じやすくなる．また，排泄物の化学的刺激により皮膚障害を惹起しやすくなる． 多汗による皮膚湿潤とは，多量の発汗により皮膚湿潤があることであり，尿失禁による皮膚湿潤とは殿部皮膚が尿により濡れている状態をさす．便失禁による皮膚湿潤とは，便が殿部皮膚に付着していることをさす．
⑥皮膚の脆弱性（浮腫）[*2]	皮膚，粘膜，皮下組織，内臓などの間質に組織間液が過剰に貯留した状態．皮膚では圧迫すると圧痕が残る．炎症，低蛋白血症により血漿が血管外へ移行して組織間液が増加することや，リンパ管の閉塞や心不全などの循環不全などにより組織間液の還流が抑制されて生じる．
⑦皮膚の脆弱性 （スキン–テアの保有，既往）[*2]	主として高齢者などの脆弱な皮膚が，摩擦・ずれによって，皮膚が裂けて生じる真皮深層までの損傷である．

[*1]：文献3から引用した解説，[*2]：文献4から引用した解説．

（真田弘美ほか：褥瘡発生要因の抽出とその評価．褥瘡会誌．2003；5 (1-2)：136-49，日本褥瘡学会：用語集．https://www.jspu.org/medical/glossary/ より作成）

について「あり」もしくは「できない」が1つ以上の場合は，看護計画を立案することになっている．7つの危険因子とは，①基本的動作能力，②病的骨突出，③関節拘縮，④栄養状態低下，⑤皮膚湿潤（多汗，尿失禁，便失禁），⑥皮膚の脆弱性（浮腫），⑦皮膚の脆弱性（スキン–テアの保有，既往）である．

終末期にある患者の基本的動作能力には，意識障害，鎮痛または鎮静薬の使用，痛み，呼吸困難，浮腫，疲労など，栄養状態低下には悪液質，肥満またはやせ，皮膚湿潤には，汗，便・尿失禁，リンパ漏が影響する．

b 褥瘡ハイリスク項目

褥瘡予防・管理が難しく重点的な褥瘡ケアが必要となる褥瘡ハイリスク項目[5,6]として，9つの危険因子があげられている（表3-2）．具体的には，ベッド上安静であって，①ショック状態，②重度の末梢循環不全，③麻薬などの鎮痛・鎮静薬の持続的な使用が必要，④6時間以上の手術（全身麻酔下），⑤特殊体位による手術，⑥強度の下痢の持続，⑦極度な皮膚の脆弱（低出生体重児，GVHD，黄疸など），⑧医療関連機器の長期かつ持続的な使用，⑨褥瘡の保有である．

終末期にある患者の皮膚は，加齢，ステロイドの使用，浮腫，炎症などによって，菲薄化して乾燥し，容易に落屑や損傷が生じる脆弱な状態である．またけい

表3-2 褥瘡ハイリスク項目

ハイリスク項目	解 説[*]
①ショック状態	全身の各臓器に十分な酸素化血液が供給されないために臓器の機能障害が生じた状態．高度なものは多臓器不全というきわめて危険な状態を引き起こしやすい．
②重度の末梢循環不全	末梢性あるいは局所性に起こった高度の動脈血流低下．
③麻酔などの鎮痛・鎮静剤の持続的な使用が必要	鎮痛薬とは，痛みを軽減ないし除去する薬理作用をもつ薬物であり，モルヒネなどの麻薬性薬剤，ペンタゾシンなどの非麻薬性薬剤，非ステロイド系抗炎症性鎮痛解熱薬などがある．鎮静薬とは中枢神経系を抑制して気分を鎮める薬理作用をもつ薬物である．
④6時間以上の全身麻酔下による手術	全身麻酔とは，吸入麻酔薬や静脈麻酔薬を用いて意識を消失させ，痛覚と自律神経反射を除く麻酔法である．6時間以上に及ぶ長い手術では侵襲も大きいと考えられ，術後も安静が強いられる．
⑤特殊体位による手術	特殊体位とは，通常用いられている仰臥位以外の体位の総称である．通常想定されない部位で圧迫による褥瘡が生じるおそれがある．
⑥強度の下痢が続く状態	数時間の間隔もなく水様便（下痢）が数日間（強度）出続ける状態．
⑦極度な皮膚の脆弱（低出生体重児，GVHD，黄疸など）	皮膚の菲薄化，真皮の浮腫，皮膚を標的とする免疫異常疾患などを背景として軽微な外力で皮膚が損傷を受けやすい状態．
⑧皮膚に密着させる医療関連機器の長期かつ持続的な使用	皮膚に密着させる医療関連機器（医療用弾性ストッキング，シーネ等）を1週間以上持続して使用または見込まれる場合．
⑨褥瘡に関する危険因子があってすでに褥瘡を有する	適切な褥瘡管理を実施しなければ褥瘡の治癒遅延ならびに新たな部位での褥瘡発生の危険を有する状態．

（日本褥瘡学会編：平成18年度（2006年度）診療報酬改定 褥瘡関連項目に関する指針. p.41-4, 照林社, 2006, 日本褥瘡学会編：平成30年度（2018年度）診療報酬・介護報酬改定 褥瘡関連項目に関する指針. p.12-4, 照林社, 2018に基づいて作成）

A. 褥瘡のリスクアセスメント・DESIGN-R®2020

れんや不穏によって繰り返し皮膚に摩擦が生じることで皮膚が脆弱となり，褥瘡が発生しやすい．

2. 褥瘡状態評価

創傷治癒を妨げる要因に，局所的要因として低酸素，感染，壊死組織の残存，過小もしくは過剰な滲出液などがある．全身要因として，低栄養状態，免疫不全状態，基礎疾患や治療による日常生活行動の制限がある．これらの要因は終末期にある患者に頻繁に存在し，創傷治癒が円滑に進まず，治りにくい状態にある．また褥瘡自体や管理法がもたらす，痛み，悪臭，容姿の変化は，患者の well-being を低下させる因子となる．

褥瘡状態を局所だけでなく包括的に的確に評価し，医療スタッフのみならず，患者，家族と情報を共有し，創傷管理に関する共通目標を設定して，計画立案・実践することが必要である．

a DESIGN-R®2020

褥瘡状態を評価し，治癒過程をモニタリングする方法としてここでは，わが国で広く使用されている DESIGN-R®2020[7]解説する．

DESIGN-R®2020（**表 3-3**）は日本褥瘡学会が，褥瘡対策のチーム医療の共通言語として 2002 年に開発した褥瘡状態判定スケールである DESIGN[8]が発展したものである．Depth（深さ），Exudate（滲出液），Size（大きさ），Inflammation/Infection（炎症 / 感染），Granulation（肉芽組織），Necrotic tissue（壊死組織）の必須観察項目 6 項目と必要時に観察する項目 Pocket（ポケット）で構成されている．合計 0 ～ 66 点で採点し，点数が大きいほど重症度が高いと判断する．なお，D（深さ）の項目は，他の項目との相関が強いことから DESIGN-R®2020 の合計点に含めない．

Depth（深さ）は，創内の一番深いところで判定し，改善に伴い創底が浅くなった場合はこれと相応の深さとして評価する．Exudate（滲出液）は，ドレッシング材料の種類を限定せずに，ドレッシング交換の数で判定する．Size（大きさ）は，皮膚損傷範囲の長径と短径（長径に直行する最大径）を測定し（cm），各々を掛け合わせた数値で判定する．面積を示すものではない．また，持続する発赤も皮膚損傷に準じて評価する．Inflammation/Infection（炎症 / 感染）は，創周辺の炎症あるいは創自体の感染について判定する．Granulation（肉芽組織）は，創面の良性肉芽の割合で判定する．良性肉芽とは必ずしも病理組織学的所見とは限らず，鮮紅色を呈する肉芽をさす．Necrotic tissue（壊死組織）は，壊死組織の病態が混在

3 章 終末期の褥瘡の管理

47

表 3-3　DESIGN-R®2020　褥瘡経過評価用

(今回の改定で変更された箇所を青字で示した)

カルテ番号（　　　　　　）
患者氏名　（　　　　　　）　　月日　／　／　／　／　／　／

Depth*1 深さ 創内の一番深い部分で評価し，改善に伴い創底が浅くなった場合，これと相応の深さとして評価する											
d	0	皮膚損傷・発赤なし	D	3	皮下組織までの損傷						
	1	持続する発赤		4	皮下組織を超える損傷						
				5	関節腔，体腔に至る損傷						
	2	真皮までの損傷		DTI	深部損傷褥瘡(DTI)疑い*2						
				U	壊死組織で覆われ深さの判定が不能						

Exudate 滲出液											
e	0	な　し	E	6	多量：1日2回以上のドレッシング交換を要する						
	1	少量：毎日のドレッシング交換を要しない									
	3	中等量：1日1回のドレッシング交換を要する									

Size 大きさ 皮膚損傷範囲を測定：[長径(cm)×短径*3(cm)]*4											
s	0	皮膚損傷なし	S	15	100 以上						
	3	4 未満									
	6	4 以上　　16 未満									
	8	16 以上　　36 未満									
	9	36 以上　　64 未満									
	12	64 以上　100 未満									

Inflammation/Infection 炎症/感染											
i	0	局所の炎症徴候なし	I	3C*5	臨界的定着疑い(創面にぬめりがあり，滲出液が多い．肉芽があれば，浮腫性で脆弱など)						
	1	局所の炎症徴候あり(創周囲の発赤・腫脹・熱感・疼痛)		3*5	局所の明らかな感染徴候あり(炎症徴候，膿，悪臭など)						
				9	全身的影響あり(発熱など)						

Granulation 肉芽組織											
g	0	創が治癒した場合，創の浅い場合，深部損傷褥瘡(DTI)疑いの場合	G	4	良性肉芽が創面の 10% 以上 50% 未満を占める						
	1	良性肉芽が創面の 90% 以上を占める		5	良性肉芽が創面の 10% 未満を占める						
	3	良性肉芽が創面の 50% 以上 90% 未満を占める		6	良性肉芽が全く形成されていない						

Necrotic tissue 壊死組織 混在している場合は全体的に多い病態をもって評価する											
n	0	壊死組織なし	N	3	柔らかい壊死組織あり						
				6	硬く厚い密着した壊死組織あり						

Pocket ポケット 毎回同じ体位で，ポケット全周(潰瘍面も含め)[長径(cm)×短径*3(cm)]から潰瘍の大きさを差し引いたもの											
p	0	ポケットなし	P	6	4 未満						
				9	4 以上 16 未満						
				12	16 以上 36 未満						
				24	36 以上						

部位　［仙骨部，坐骨部，大転子部，踵骨部，その他（　　　　　　　）］　合計*1

© 日本褥瘡学会　http://jspu.org/jpn/info/pdf/design-r2020.pdf

*1：深さ(Depth：d/D)の点数は合計には加えない
*2：深部損傷褥瘡(DTI)疑いは，視診・触診，補助データ(発生経緯，血液検査，画像診断等)から判断する
*3："短径"とは"長径と直交する最大径"である
*4：持続する発赤の場合も皮膚損傷に準じて評価する
*5：「3C」あるいは「3」のいずれかを記載する．いずれの場合も点数は 3 点とする

(日本褥瘡学会編：改定DESIGN-R®2020コンセンサス・ドキュメント. p.5, 照林社, 2020)

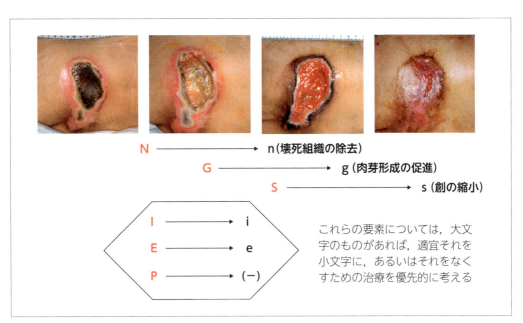

図 3-1　深い褥瘡の局所治療のまとめ
（日本褥瘡学会編：科学的根拠に基づく　褥瘡局所治療ガイドライン．p.19, 照林社, 2005）

している場合は，全体的に多い像をもって判定する．Pocket（ポケット）とは，皮膚欠損部より広い創腔をさす．褥瘡潰瘍面とポケットを含めた外形を描き，その長径と短径を測定し，各々を掛け合わせた数値から，Size（大きさ）を差し引いた数値で判定する．

　各観察項目内で軽度の状態はアルファベットの小文字で，重度の状態は大文字で表されている．**図 3-1** に示すように，評価に基づき局所管理における目標設定と適切な保存的治療（外用薬，ドレッシング材，物理療法），外科的治療を計画する[9]．

〔須釜 淳子〕

文献

1) 日本褥瘡学会編：褥瘡予防・管理ガイドライン．第5版．p.75-8, 照林社, 2022.
2) 日本褥瘡学会編：褥瘡ガイドブック―褥瘡予防・管理ガイドライン（第5版）準拠．第3版．p.163-71, 照林社, 2023.
3) 真田弘美ほか：褥瘡発生要因の抽出とその評価．褥瘡会誌．2003；5（1-2）：136-49.
4) 日本褥瘡学会：用語集．
　https://www.jspu.org/medical/glossary/
5) 日本褥瘡学会編：平成18年度（2006年度）診療報酬改定　褥瘡関連項目に関する指針．p.41-4, 照林社, 2006.
6) 日本褥瘡学会編：平成30年度（2018年度）診療報酬・介護報酬改定　褥瘡関連項目に関する指針．p.12-4, 照林社, 2018.
7) 日本褥瘡学会編：改定DESIGN-R®2020コンセンサス・ドキュメント．p.4-5, 照林社, 2020.
8) 森口隆彦ほか：「DESIGN」―褥瘡の新しい重症度分類と経過評価のツール．褥瘡会誌．2002；4（1）：1-7.
9) 日本褥瘡学会編：褥瘡予防・管理ガイドライン第5版．p.16-23, 照林社, 2022.

B. 基本的な褥瘡予防・ケア

はじめに

　褥瘡予防において，外力である圧迫やずれの排除は欠かせない．外力の強度や持続時間をいかに小さく短くするか，そして外力に耐えられる皮膚と支持組織の組織耐久性を向上させるケアが重要である．しかし，一方で積極的な褥瘡予防ケアや治療では欠かせないこれらのケアは，終末期の対象者の状況によっては痛みが生じたり，呼吸困難，全身倦怠感が強くなったりすることもあり，むしろ心身の苦痛を増強させることもある．褥瘡予防ケアは終末期ケアのなかでも最も難渋するケアである．対象者の全身状態が週単位，日単位で刻々と変化するなかで，緩和ケアと両立した褥瘡予防ケアが求められる．

　ここでは，基本的な褥瘡予防におけるスキンケア，体位変換・ポジショニング，体圧分散用具について概説する．

1. スキンケア

　皮膚は，人体を外界の刺激から守り内環境を整えてくれる大切な器官である．健康な皮膚を維持できるようにスキンケアを行うことは，褥瘡の発生や悪化を防ぐためにも不可欠である．

a スキンケアの基本

　皮膚は解剖学的に表皮，真皮，皮下組織の3つに分かれており，スキンケアにおいて特に関係が深いのは表皮である．表皮の最も外側にある角層は皮膚を守るバリア機能を有する．このバリア機能を維持するために洗浄，保湿，保護の3つのケアを実践することがスキンケアの基本となる．

b 皮膚の清潔を保つ：洗浄

　皮膚の汚れには，アレルゲンや微生物，汗などが含まれていて，それらが皮脂膜に紛れ込んでいる．この汚れた皮脂膜を洗浄剤で取り除くことが皮膚を清潔にする洗浄のケアである．終末期にある対象者の皮膚は，栄養や酸素，血流が不足し，生理機能や免疫能が低下していることから皮膚への刺激が少ない弱酸性洗浄剤を用いて，ゴシゴシ擦らず愛護的に洗浄する方法が適している．弱酸性洗浄剤は，泡タイプや拭き取りタイプなどさまざまな種類があるため，対象者の皮膚や

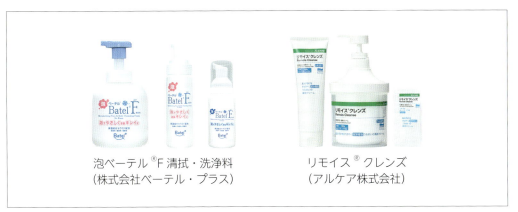

図 3-2　泡タイプ・拭き取りタイプの弱酸性洗浄剤

泡ベーテル®F 清拭・洗浄料
（株式会社ベーテル・プラス）

リモイス® クレンズ
（アルケア株式会社）

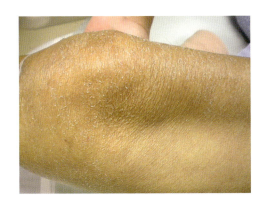

図 3-3　乾燥している皮膚

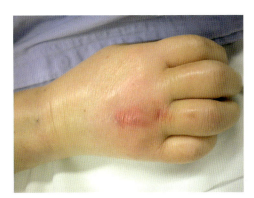

図 3-4　浮腫のある皮膚

全身状態と使用する部位やタイミング，ケアにかけられる時間などをふまえて選ぶことが大切である（図 3-2）．

C　バリア機能の維持：保湿

　皮膚は加齢や代謝機能の低下に伴って皮脂分泌量・発汗量が減少し，角層水分量が低下して乾燥する（図 3-3）．そして，終末期の対象者では浮腫もよくみられる状態で，褥瘡リスク要因にも該当する．浮腫のある皮膚は，光沢感があり一見みずみずしく見えるが，菲薄化して皮脂の分泌低下や水分保持能が低下して乾燥している[1]（図 3-4）．乾燥が強い場合では，皮脂が不足しているだけでなく，角質層内の細胞間脂質や角質内の天然保湿因子なども不足しているため，これらのバリア成分を保湿剤によって補うケアが必要である．保湿剤の剤形には，軟膏，クリーム，ローション，ジェル，ウォーター，フォームなどがあり，特に乾燥が著しく皮膚表面が硬いときは，保湿剤が浸透しにくいため，ウォーターやフォームの保湿液で潤し，その後に軟膏やクリームの保湿剤を塗ると保湿効果が高くな

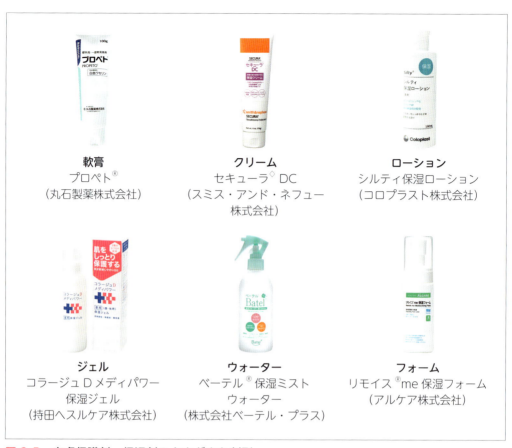

図 3-5 皮膚保護剤・保湿剤のさまざまな剤形

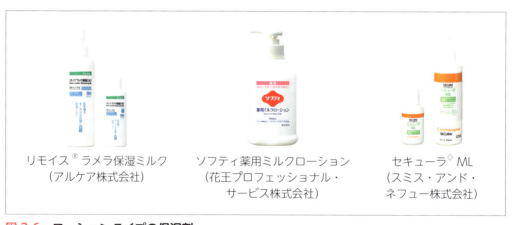

図 3-6 ローションタイプの保湿剤

る（図 3-5）．ローションタイプのものは伸びがよく塗り広げやすい剤形であることから，多くの製品が販売されている（図 3-6）．その他，保湿効果の高い入浴剤や手浴・足浴でも使える化粧料（図 3-7）などもあるため，対象者や介護者にとっ

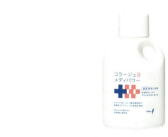 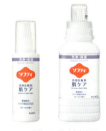

図 3-7　入浴剤・化粧料

て手にとりやすく，使いやすいものを継続し続けることが大切である．

d 汚染や外力から守る：保護

終末期には，心臓，肺，肝臓，腎臓など主要な臓器が機能不全状態となり，全身の血液還流が低下してくる．皮膚も同様に低灌流を起因とした不全状態に陥る[2]．その結果，皮膚は乾燥して菲薄化し，バリア機能が低下して外的刺激を受けやすくなって褥瘡などのさまざまスキントラブルが生じる．終末期の褥瘡予防では，特に圧迫やずれ・摩擦の影響を受けやすい骨突出部やおむつ内の皮膚の保護が求められる．

1) 骨突出部の保護

骨突出部には，ポリウレタンフィルムドレッシング材，高すべり性スキンケアパッド，多層構造のソフトシリコン・ポリウレタンフォームドレッシング材などを貼付することで褥瘡の予防効果が高まる[3,4]（図 3-8）．

2) おむつ内の皮膚の保護

便・尿失禁で湿潤環境になると，皮膚角質層の水分が増加して体積が増え，白くふやけて浸軟が起こる．前述したように終末期では皮膚は乾燥している状態である．そこに浸軟や排泄物の含まれる消化酵素や細菌などの化学的刺激が加わることで，外力に対する組織耐久性が低下し，バリア機能が破綻して皮膚損傷を起こす．したがって，排泄物が直接皮膚に付着しないように撥水性皮膚保護剤（図 3-9）で保護したり，付着した排泄物は油脂性洗浄剤（図 3-10）を用いて愛護的に除去したりすることで，化学的・機械的刺激を回避するように心がける[5]．

高すべり性スキンケパッド　　ソフトシリコン・ポリウレタンフォームドレッシング材

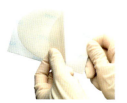
リモイス® パッド
（アルケア株式会社）

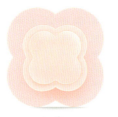
アレビン◇ ライフ
（スミス・アンド・
ネフュー株式会社）

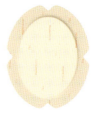
メピレックス® ボーダー プロテクト
（メンリッケヘルスケア株式会社）

シリコンフォーム皮膚保護材

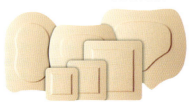
ふぉーむ Pro
（コンバテックジャパン株式会社）

図 3-8　骨突出部の保護に用いるドレッシング材

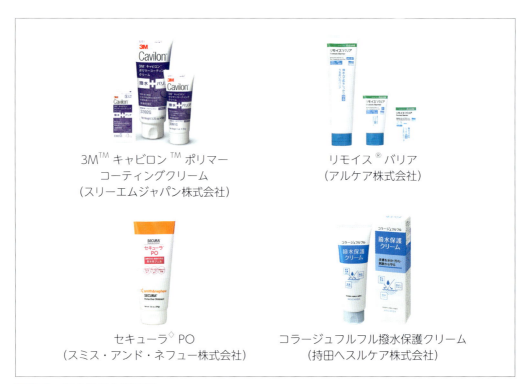

図 3-9　撥水性皮膚保護剤

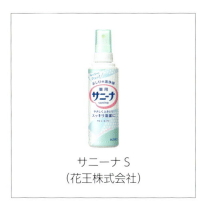

図 3-10　油脂性洗浄剤

2. 体位変換・ポジショニング

　体位変換とポジショニングは**表 3-4** のように定義[6]されており，体位変換では移動させることが主たる目的であるのに対し，ポジショニングではクッションやグローブなどの用具を用いて，対象者に適した状態の安定性・安楽性・安全性を高めることを目的としている．しかし，体位変換とポジショニングは，そのときの対象者の状況をアセスメントしながら一連の流れのなかで行われる技術であり，臨床のベッドサイドにおいては明確には区別しがたい．

　終末期にある対象者のなかでも，がんや超高齢者の場合では，体位変換に伴う痛みや呼吸困難，全身倦怠感が出現することが予測されるときは鎮痛薬などの症状緩和の処置を行ったうえで，筋緊張を与えない穏やかで緩やかな体位変換やポジショニングを行うことが望ましい．また，クリティカルな状態にある対象者では，体位変換に伴って心血管系，呼吸器系に及ぼす影響を考慮することが大切である．

　終末期ケアにおいて難渋する体位の調整では，さまざまなポジショニングケア用品や体圧分散用具，そして，「スモールチェンジ」を上手に活用することが褥瘡予防を図るうえでポイントとなる．

　スモールチェンジとは，従来から行われている仰臥位から側臥位や，仰臥位から半坐位へと大きく体幹の向きを変える動作と異なり，身体の一部のみを動かすことで血液循環への変化を起こす方法である．スモールチェンジには**表 3-5** のように「置き直し」「自重圧の開放（圧抜き）」「間接法」の 3 つの方法があり，対象者に合った方法で行うことを繰り返したり，組み合わせたりすることが効果的であり，看護者や介護者の負担軽減にもつながる[7]．

表 3-4　体位変換とポジショニングの用語の定義

体位変換	ベッド，いすなどの支持体と接触しているために体重がかかって圧迫されている身体の部位を，身体が向いている方向，挙頭の角度，身体の格好，姿勢などを変えることによって移動させることをいう
ポジショニング	運動機能障害を有する者にクッションなどを活用して身体各部の相対的な位置関係を設定し，目的に適した姿勢（体位）を安全で快適に保持することをいう

表 3-5　スモールチェンジの種類と特徴

置き直し	上肢・下肢などを少し持ち上げて，元の状態よりも角度や位置を変える方法．身体の一部を少し動かすことで，違和感や苦痛が軽減される
自重圧の開放（圧抜き）	身体とマットレスが接している部位をいったん引きはがすことで圧やずれを軽減させる方法．ポジショニング用グローブを使って対象者の皮膚とマットレスとの間に看護者や介護者の腕をマットレス側に押し下げながら挿入すると，対象者を強い力で動かすことなくなめらかに圧抜きができ，安楽をもたらすことができる
間接法	マットレスの下にポジショニングクッションや折りたたんだバスタオルなどを挿入して自然な勾配をつくる方法．臥位面に勾配をつけることで重心の移動が促され，同一体位による外力の影響を低減することができる．間接法は対象者に与える違和感が少なく疼痛の発生や睡眠を妨げにくい

3　ポジショニングケア用品や体圧分散用具を上手に活用する

　ポジショニングクッション（ピロー）は，身体の凹凸によって生じる隙間を補正し，接触面積を広げることで体圧分散を図る．また安定性を高め，ずれを少なくすることで褥瘡予防ができる．また，広い支持面で支えることで不快感を軽減し，安楽性が向上する（図 3-11）．ポジショニングクッション（ピロー）には，さまざまな形状，厚み，大きさ，硬さがあるため，対象者の体格や姿勢，使用する部位や可動性を考慮しながら選択する．

　摩擦抵抗の小さいすべりやすい素材で作られた移動用シート（図 3-12）やポジショニング用グローブ（図 3-13）などもある．移動用シートは，身体の下に敷いて体幹を広く支持することで，脊椎や股関節の大きな関節を回旋させずに痛みに配慮した体位変換が行うことができ，ベッド上でも身体を引きずったり，強い力を加えたりすることなく移動させることができる．ポジショニング用グローブは，体位交換後の圧抜きや，重心のかかる頭部，肩甲骨部，仙骨部や臀部，下肢の横移動時に生じるずれを軽減するのに有用である．

　触られるだけでも痛みが生じたり，全身倦怠感が強くなったりする場合では，体位変換機能やスモールチェンジ機能のついた体圧分散マットレスの使用も考慮

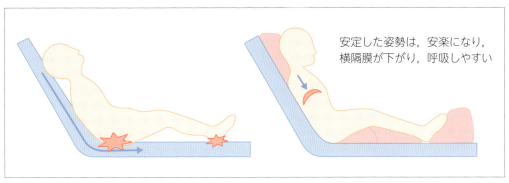

図 3-11　ポジショニングクッションを用いた安楽な頭側挙上

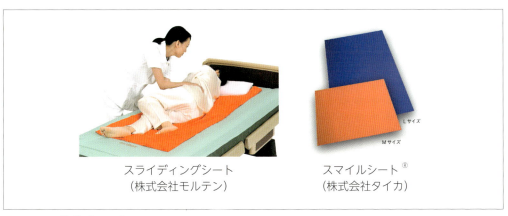

図 3-12　移動用シート

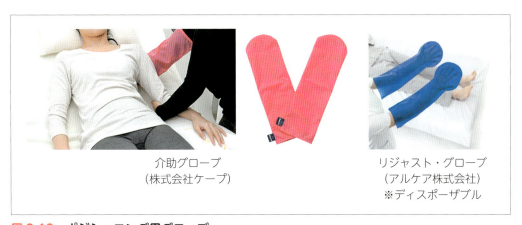

図 3-13　ポジショニング用グローブ

される．しかし，人の身体は左右対象ではなく，姿勢や可動性も対象者ごとに異なるため，マットレスが傾いたときにずれが生じて，褥瘡リスクを高める可能性もある．心身の苦痛や全身状態をふまえ，安静や安楽，睡眠時間を確保できる姿勢にするためにも，使用する際には，適しているか観察することが重要である．

a 体圧分散マットレス

ベッド，いすなどの支持体と接触しているときに単位体表面に受ける圧力を，接触面積を広くすることで減少させる，もしくは圧力が加わる場所を時間で移動させることにより，長時間，同一部位にかかる圧力を減少させるための用具を体圧分散用具という．

臥位時には圧再分配により局所に加わる圧を低くする機能をもつ高仕様のフォームマットレスや電動の体圧分散マットレスを使用することが強く推奨されている．そして，車いす利用者には，褥瘡の発生予防に車いす用クッションの使用が推奨されている．

圧再分配とは，身体を体圧分散用具内に「沈める」機能，骨突出部など身体の凹凸に対する体圧分散用具の「包む」変形能，そして，身体とマットレス支持面の接触領域が時間の経過に従って変化する「経時的な接触部分の変化」の概念である[8]（図 3-14）．

1）体圧分散マットレスのさまざまな分類

- 使用方法による分類

体圧分散マットレスは，使用方法としては「特殊マットレス」「交換マットレス」「上敷きマットレス」がある（表 3-6）．交換マットレスは上敷きより厚みがあり，

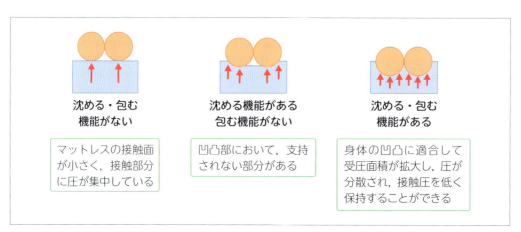

図 3-14 圧再分配のイメージ図
（西澤知江ほか：圧力・ずれを防止する体圧分散用具の選択. 市岡滋ほか編, 治りにくい創傷の治療とケア. p.79, 照林社, 2011 より改変）

表 3-6 使用方法からみた体圧分散マットレスの分類

特殊マットレス	ベッドフレームとマットレスが一体になって機能するベッド
交換マットレス	ベッドフレームの上に直接置くようにデザインされたマットレス
上敷マットレス	標準マットレスの上に重ねて使用するマットレス

マットレスの厚みがあるほど，接触圧を低圧に保つことができる．しかし，厚みがあるほど身体の沈み込みは大きくなり，動きにくくなるという特徴もある．

- 素材による分類

材質としてはエア，ウレタンフォーム，ゲル，ゴムがあり（**表 3-7**），これらの材質を組み合わせたハイブリットなどに分類される．エアマットレスでは，加圧と減圧が周期的に起こる圧切替型や，エアセルが多層構造になっている低圧保持型がある．また，ウレタンフォームマットレスでは，硬さに変化を加えて層構造にしたり，切り込みを入れたりして，変形能と反発力を調整しているマットレスもある．多彩な機能を単独または複数組み合わせ，圧再分配の特性を発揮している．代表的な体圧分散マットレスの素材とその特徴について，**表 3-7** にまとめた．

- 体圧分散の機能

体圧分散マットレスには，圧再分配の沈める・包むの機能をもつ「静止型」と，沈める・包む，経時的な接触部分の変化の機能をもつ「圧切替型」がある（**図 3-15**）．

静止型の体圧分散マットレスは，身体を沈み込ませることで受圧面積を広げ，接触圧を低減させることができるが，対象者自身の動きを阻むことがある．

圧切替型の体圧分散マットレスは，身体との接触部位を変えることによって接触時間を短くすることができる．エアセルが単層式のものと，2層や3層の多層式構造になっているものがある．静止型よりも体圧分散は高いが，安定性が乏しいため，マットレスに備わっているさまざまな機能（**表 3-8**）を活用して体圧分散を図るとともに，ベッド上での移動や離床では安全性も考慮する必要がある[9]．

表 3-7 体圧分散マットレスの代表的な素材と特徴

エア	筒状のセル内を空気で膨張させる（エアセル）．空気の量により個々に応じた体圧分散が可能となるが安定性が得にくい
ウレタンフォーム	ポリウレタンに発泡剤を入れてつくられたもの．フォームの反発力により体圧分散の効果が異なる
ゲル，ゴム	ゲル，ゴムで構成されたもので，素材に熱がこもらないため表面温度が低い

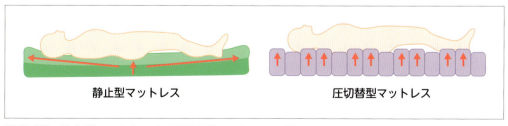

図 3-15 静止型マットレスと圧切替型マットレスの違い

表 3-8　体圧分散マットレスに付帯されたさまざまな機能

「微波動」モード	エアセルの膨張と伸縮の動きが身体への違和感につながらないよう圧の変化を感じにくくする
「背上げ」モード	頭側挙上したときにマットレスの内圧を上げて臀部の底づきを予防する
「リハビリ」モード	エアセルの動きを制御して起き上がりや端坐位などの動作や姿勢が不安定にならないにする
体位変換機能・スモールチェンジ機能	身体に傾斜をつけることで圧分散を図る
マイクロクライメット管理	マットレスに内蔵されたファンモニターによってマットレス表面の温度と湿度調整が可能
体圧分散モニター体動監視機能	マットレスに内蔵されセンサーで臥床時の体圧分散の状態をモニターで可視化できたり，体動を監視することができる体動監視機能がついている

　また，近年ではマイクロクライメット microclimate の管理の重要性も報告されている[10]．マイクロクライメットとは，単にマットレスと掛け物との間の空間をさす寝床内環境とは異なり，皮膚とマットレス支持面が接している皮膚局所の温度と湿度のことをさす．汗や失禁により，マットレスとの接地面で生じる皮膚温と湿度の上昇は，圧迫やずれ・摩擦の影響を強め，褥瘡リスクを高める[11]．こうした状況に対策された機能が付帯したマットレスもある．

2）体圧分散マットレスの選択

　自力体位変換ができない対象者には，交換型または上敷型2層式の圧切替型エアマットレスの使用が推奨されている．

　がんや超高齢で終末期にある対象者のなかには，日常生活自立度がA2評価，すなわち寝たり起きたりができる場合もあるが，ベッドからの離床できる頻度は1日数回と少ない．鎮痛・鎮静薬による知覚の認知や，痛みや倦怠感による可動性の状況をよく観察し，活動性の評価だけに頼らず寝たきり状態になる前から，体圧分散マットレスの使用を考慮する必要がある．その際には，前述したマットレスのさまざまな機能をうまく活用することがポイントであり，安全性や確実性の高い褥瘡予防につながる．

　集中ケアを受ける対象者の場合には，交換圧切替型エアマットレス，上敷2層式圧切替型エアマットレス，静止型エアマットレスの使用が勧められている．クリティカルな状態にある対象者では，感染や炎症，中枢神経障害などで体温調節中枢の異常により発熱して発汗したり，循環不全による低血圧や低酸素血症，絶食による腸管機能の低下，抗菌薬の使用などで腸内細菌叢が不安定になり下痢になったりすることで，皮膚局所の温度と湿度が上昇する．代謝が亢進するととも

に，酸素や栄養素の消費が増し，その結果，組織に十分な酸素や栄養素が行き渡らなくなるため，圧迫による組織耐久性の低下が生じる[12]．このことから，対象者の特性を踏まえ体位変換の制限の有無などの治療環境やマイクロクライメットも考慮した体圧分散マットレスを選択する．

〔西林 直子〕

文献

1) 間宮直子：浮腫. 日本創傷・オストミー・失禁管理学会編, スキンケアガイドブック. p.58-63, 照林社, 2017.

2) Ayello EA et al：Reexamining the literature on terminal ulcers, SCALE, skin failure, and unavoidable pressure injuries. Adv Skin Wound Care. 2019；32（3）：109-21.

3) Oe M et al：Effects of multilayer silicone foam dressings for the prevention of pressure ulcers in high-risk patients：a randomized clinical trial. Adv Wound Care. 2020；9（12）：649-56.

4) World Union of Wound Healing Societies：Consensus document. Role of dressings in pressure ulcer prevention Wounds International, 2016.
https://www.wuwhs.org/wp-content/uploads/2020/07/WUWHS_PUP_consensus_Web.pdf

5) 室岡陽子ほか：スキンケア. 日本褥瘡学会編, 褥瘡ガイドブック. 第3版, p.178-86, 照林社, 2023.

6) 日本褥瘡学会：用語集. https://www.jspu.org/medical/glossary/

7) 木下幸子ほか：体位変換. 日本褥瘡学会編, 褥瘡ガイドブック. 第3版, p.188-206, 照林社, 2023.

8) 須釜淳子：体圧分散寝具. 真田弘美ほか編, NEW 褥瘡のすべてがわかる. 第1版, p.85-96, 永井書店, 2012.

9) 祖父江正代ほか：体圧分散マットレス. 日本褥瘡学会編, 褥瘡ガイドブック. 第3版, p.208-30, 照林社, 2023.

10) 四谷純子：マイクロクライメット（Microclimate）とは何か. 真田弘美ほか編, 進化を続ける！ 褥瘡・創傷 治療・ケア アップデート. p.90-5, 照林社, 2016.

11) McNichol L, et al：Choosing a support surface for pressure injury prevention and treatment. Nursing. 2020；50（2）：41-4.

12) Wounds International：International review. pressure ulcer prevention：pressure shear, friction, and Microclimate in context. A consensus document. 2010.
https://woundsinternational.com/wp-content/uploads/sites/8/2023/02/5a517b64dacfb4fee06c221412f0b4e9.pdf

C. 超急性の経過をたどる終末期の褥瘡

超急性の経過をたどる終末期の病態と褥瘡治療

1. 超急性期における終末期

　　終末期という言葉からイメージされる病態はがんに代表されるようなある程度の時間的猶予をもって死に至る疾患や，高齢者における緩徐に進行し死に至る慢性期疾患などが思い浮かべられるだろう．しかし，すべての生がゆるやかに死に向かっていくのではなく，突然訪れる死も当然あり，そこにも終末期がある．さまざまな疾患があげられるが，短時間で発症・進行し急性の経過をたどり，急速に死に至るものである．多くは救急・集中医療において扱われる．

　　わが国では 2008 年に日本学術会議が作成した「終末期医療のあり方について」において，終末期を，1）救急医療等における急性期型終末期，2）がん等の亜急性型終末期，3）高齢者等の慢性型終末期の 3 タイプに分類した（**表 3-9**）[1]．

　　ここで示されている急性型終末期の定義と例示は 2007 年に日本救急医学会が「救急医療における終末期医療に関する提言（ガイドライン）」で公表したものである[2]．さらに 2014 年には日本救急医学会，日本集中治療医学会，日本循環器学会により，3 学会合同のガイドラインとして「救急・集中治療における終末期医療に関するガイドライン～3 学会からの提言～」（以下 3 学会合同ガイドライン

表 3-9　「終末期医療のあり方について」における終末期の分類と定義

1）救急医療等の急性型終末期	「妥当な医療の継続にもかかわらず死が間近に迫っている状況」 ①脳死と判断された場合 ②生命維持が人工的な装置に依存し，必須臓器の機能不全が不可逆的な場合 ③他の治療法がなく，数時間ないし数日以内に死亡することが予測される場合 ④積極的な治療の開始後に回復不能な病気の末期であることが判明した場合
2）がん等の亜急性型終末期	「がんを治すことを放棄した時点から，死亡するまでの期間」 「症状が進行して，生命予後が半年あるいは半年以内と考えられる時期」など ※共通して半年前後の「生命予後」を取り入れている
3）高齢者等の慢性型終末期	「病状が不可逆的かつ進行性で，その時代に可能な最善の医療により病状の好転や進行の阻止が期待できなくなり，近い将来の死が不可避となった状態」 ※高齢者は余命予測が困難であり具体的な期間を設定していない

（日本学術会議臨床医学委員会終末期医療分科会：終末期のあり方について. https://www.scj.go.jp/ja/info/kohyo/pdf/kohyo-20-t51-2.pdf より作成）

とする）が公表された [3]．3学会合同ガイドラインでは終末期を，「集中治療室などで治療されている急性重症患者に対し適切な治療を尽くしても救命の見込みがないと判断される時期」と定義している．また，主治医を含む複数の医師と看護師らからなる医療チームが慎重かつ客観的に判断を行った結果として，(**表 3-10**) [3] に示す4つの状況のいずれかに相当する場合に終末期と判断するとしている．

大桑 [4] は"終末期（エンドオブライフ期）の褥瘡"を「超急性期」「担がん（緩和医療期）」「超高齢者」に分類した．日本学術会議の分類と合わせ，本項における「超急性の経過をたどる終末期」は救急・集中医療におけるものとして，3学会合同ガイドラインに例示された状況をもとに超急性期患者の全身状態，治療および症状緩和について，特徴的な病態生理を含めて褥瘡に関連した解説を行う．

4つの例示された状況のうち(**表 3-10**)，③は非常に多くのシチュエーションが想定される状況である．さまざまな原疾患からこの状況へ収束していくこととなる．その中でも代表的なものである「ショック」「敗血症」「多臓器障害」に関しては次項に説明を譲る．また，④に関しても後述される「3章 D がん患者」「3章 E 超高齢者」の項を確認されたい．

なお，終末期に認められることのある褥瘡様の潰瘍である Kennedy Terminal Ulcer (KTU) [5, 6] およびそれと近似した概念である skin failure [7]，Skin Changes at Life's End (SCALE) [8]，Trombley-Brennan terminal tissue injuries (TB-TTIs) [9]，などの Unavoidable pressure injury（防ぎきれない褥瘡が2025年1月より不可避褥瘡 (UPI) に名称変更）に関しても2章-B に詳細を譲る．

まずは，救急・集中医療における褥瘡について説明をする．

表 3-10　3学会ガイドラインにおける終末期の定義

> 救急・集中治療における終末期には様々な状況があり，たとえば，医療チームが慎重かつ客観的に判断を行った結果として以下の①〜④のいずれかに相当する場合などである．
>
> ①不可逆的な全脳機能不全（脳死診断後や脳血流停止の確認後などを含む）であると十分な時間をかけて診断された場合，
>
> ②生命が人工的な装置に依存し，生命維持に必須な複数の臓器が不可逆的機能不全となり，移植などの代替手段もない場合，
>
> ③その時点で行われている治療に加えて，更におこなうべき治療方法がなく，現状の治療を継続しても近いうちに死亡することが予測される場合，
>
> ④回復不可能な疾病の末期，例えば悪性腫瘍の末期であることが積極的治療の開始後に判明した場合

（日本救急医学会ほか：救急・集中治療における終末期医療に関するガイドライン〜3学会からの提言〜．
https://www.jaam.jp/info/2014/info-20141104_02.html より作成）

2. 救急・集中治療における褥瘡

　救急・集中治療においては，一般病棟よりも褥瘡の発生率や有病率が高い[10, 11]．その理由は，重症であること，入院期間が長いこと，複数の併存疾患があること，安静に伴う合併症があること，体位が制限されることなどから，他の患者よりもリスクが高くなるためとされている[12]．具体的な危険因子としては，ICU への緊急入室[13]，高齢[14]，ICU 長期滞在[15]，不安定な循環動態，また不安定であるがゆえの体位変換困難[16]，糖尿病[17]，機械的換気[18]，持続的鎮静や循環作動薬などの生命維持手段[19]，便失禁や下痢[16]，術前の低蛋白濃度や低アルブミン濃度[13]，入院時の重症度の評価である APACHE II（Acute Physiology And Chronic Health Evaluation II）スコア[20]など数多くが報告されている．わが国でも使用されている褥瘡のリスクアセスメントスケールであるブレーデンスケール[21]では，知覚の認知，湿潤，活動性，可動性，栄養状態，摩擦とずれ，といった危険因子が使用されているが，それらに加えこのようにさらに多くの因子が含まれていることからは，救急・集中治療における褥瘡は複雑かつ多因子的な成り立ちであることがわかる．しかし，それと同時に何が最も悪影響を及ぼす危険因子なのかに関するコンセンサスが欠如していることも明らかである[15]．

　これらの危険因子を用いたさまざまな評価スケールが発表されているが，救急・集中医療における褥瘡発生に対して何が優れているのかというエビデンスには乏しい．2023 年に Picoito らが救急・集中治療に特化したスケールを含むスコーピングレビューを発表した[22]．要件を満たした 2008 年以降の 1,854 の論文のなかから 22 篇がサンプルとされ，そのなかで救急・集中治療に特化した 7 つのスケールを評価した．それぞれのスケールと評価項目について記す（**表 3-11**）[23~30]．

　各スケールを感度，特異度，陽性適中率（PPV），陰性適中率（NPV），ROC 曲線と曲線下面積（AUC）といった評価指標，そして利用者評価により総合的に評価を行った結果，最も優れているものが CALCULATE，次点に EVARUCI があげられた．上位であったこの 2 つをここで紹介する．

a CALCULATE

　CALCULATE（Critical Care Pressure Ulcer Assessment Tool made Easy）[23]は 2015 年に報告されたスケールであり，2000～2011 年の間の成人救急医療における褥瘡の危険因子とその評価についての報告のうち，「褥瘡評価スコアやスケール，または危険因子を特定する研究」，もしくは「成人救命救急患者に関する研究」として 7 つの報告を選び，それぞれから危険因子を抽出し評価した．その結果として 7 つの危険因子を特定した．さらなる検討の結果，その後危険因子は

C. 超急性の経過をたどる終末期の褥瘡

8つとして修正された[24].

　7つの評価項目のうち，3つ以下であればハイリスク群，4つ以上を超ハイリスク群とし，特に「血行動態が不安定なため寝返りができない」に重み付けを行い，認められれば自動的に超ハイリスク群とする．12時間おきにCALCULATEを用いてアセスメントを行うことが推奨されている（**表 3-12**）[23, 24].

表 3-11　救急・集中医療に特化した7つの褥瘡評価スケール

CALCULATE	血行動態が不安定なため寝返りができない，循環障害，透析，機械的換気，活動性低下，長時間手術／心停止，低蛋白，便失禁
COMHON Index	意識レベル，可動性，血行動態，酸素化の程度，栄養状態
Cubbin & Jackson	年齢，体重，皮膚の状態，意識レベル，可動性，血行動態，呼吸状態，栄養状態，排泄，衛生管理
EVARUCI	意識レベル，血行動態，呼吸状態，可動性，その他（体温，PO_2，拡張期血圧，皮膚の状態，腹臥位か）
RAPS-ICU	臓器不全，可動性，皮膚湿潤，知覚，人工呼吸器／透析／強心薬，意識レベル
Song & Choi	体温，投薬量＋ブレーデンスケールの評価項目
S.S. Scale	体圧（仙骨突起部），体温，喫煙歴

（文献23～30より作成）

表 3-12　CALCULATE

循環動態が不安定なため寝返りができない	• 自動的に超ハイリスク群とする • 積極的な fluid resuscitation，積極的な出血，致死的な不整脈，体位変換後10分以内に回復しない血行動態パラメータの変化
循環障害	• 心血管疾患の既往，強心薬投与中，糖尿病
透析	• 間欠的もしくは CVVH のような CRRT
機械的換気	• CPAP を含む人工呼吸器
活動性低下	• ①神経筋疾患（重度の MG/GBS/ 脊髄損傷），②鎮静／麻痺（RASSスコアー3～－5または麻痺），③四肢の脱力により，ベッドやいすでの自力移動／寝返りができない
長時間手術／心停止	• 24時間以内に4時間以上の手術 /CPAOA
低蛋白	• 低蛋白かつ Alb ≦ 3.5g/dL，もしくは低栄養状態
便失禁	• タイプ5，6,7の下痢

MG：重症筋無力症，GBS：Guillain-Barré 症候群，CPAOA：CPA on arrival.
4項目以上該当：超ハイリスク群，3項目以下：ハイリスク群.

（Richardson A et al：Part 1：Pressure ulcer assessment-the development of Critical Care Pressure Ulcer Assessment Tool made Easy (CALCULATE). Nurs Crit Care. 2015；20 (6)：308-14, Richardson A et al：Part 2：pressure ulcer assessment：implementation and revision of CALCULATE. Nurs Crit Care. 2015；20 (6)：315-21 より作成）

表 3-13　EVARUCI

	意識レベル	血行動態	呼吸状態	可動性		その他
					1	体温＞ 38℃
1	清　明	投薬なし	酸素投与 ほぼ不要	自　立	1	PaO_2 ＜ 90%
2	協力的	6 時間以内の輸血に よる血管容量負荷	酸素投与を 要する	依存的だが 動ける	1	sBP ＜ 100mmHg
3	反応あり	DOA/DOB 使用	呼吸サポート を要する	ほとんど 動けない	1	下記*の皮膚の状態
4	反応なし	Ad/Nad 使用	機械的換気を 要する	動けない	1	腹臥位

*皮膚の状態：全身性浮腫（圧痕性）・末梢性 / 中枢性チアノーゼ，過度に乾燥したデリケートな皮膚・過度に浸軟した皮膚・下痢.
DOA：ドーパミン，DOB：ドブタミン，Ad：アドレナリン，Nad：ノルアドレナリン，PaO_2：動脈血中の酸素分圧，sBP：拡張期血圧.
ICU 滞在 1 週間ごとに 0.5 点を加算し，最高 2 点とする．Total23 点，10 点をカットオフとする.

（González-Ruiz JM：［Validity study of the current risk assessment scale for pressure ulcers in intensive care
（EVARUCI）］. Enferm Intensiva. 2008：19（3）：123-9, quiz 130-1 より作成）

b　EVARUCI

　EVARUCI（Validity Study of The Current Risk Assessment Scale for Pressure injuries in Intensive Care）（スペイン語では Estudio de validez de la Escala de Valoración Actual del Riesgo de desarrollar Úlceras por presión en Cuidados Intensivos）[27]は，スペインにおける褥瘡の一般的な危険因子に関する研究に基づいて，特に集中治療患者用に開発された．4 つの評価項目に加え，その他の個別の 5 つの項目の有無で評価を行う．カットオフ値は 10 点以上である（**表 3-13**）[27].

3.　超急性期において終末期となりうる疾患ならびに褥瘡との関連性

a　不可逆的な全脳機能不全であると十分な時間をかけて診断された場合

　2010〜2016 年にかけて日本救急医学会会員により任意で登録された終末期症例として報告された 159 症例のうち，全脳機能不全（脳死診断後や脳血流停止の確認後などを含む）は最多の 59％（94 例）（重複あり）であった[31]．これは医療側が終末期の判断を下す時間的余裕が比較的あり，しかも脳死判定基準という標準的診断法が確立しているため，終末期の判断を行うことが容易となりやすいためではないかと述べられている[31].

　不可逆的な全脳機能不全は，大脳・小脳・脳幹を含む不可逆的な全脳機能停止

表 3-14　平成九年厚生省令第七十八号 臓器の移植に関する法律施行規則 第二条 より抜粋

> **法に規定する脳死判定を行ったとしたならば，脳死とされうる状態**
>
> 　器質的脳障害により深昏睡，及び自発呼吸を消失した状態と認められ，かつ器質的脳障害の原疾患が確実に診断されていて，原疾患に対して行い得るすべての適切な治療を行った場合であっても回復の可能性がないと認められる者．
>
> 　ただし下記 1）〜 4）は除外する．
>
> 　　1）生後 12 週（在胎週数が 40 週未満であった者にあっては，出産予定日から起算して 12 週）未満の者
>
> 　　2）急性薬物中毒により深昏睡，及び自発呼吸を消失した状態にあると認められる者
>
> 　　3）直腸温が 32℃未満（6 歳未満の者にあっては，35℃未満）の状態にある者
>
> 　　4）代謝性障害，または内分泌性障害により深昏睡，及び自発呼吸を消失した状態と認められる者
>
> 　かつ，下記①〜⑥のいずれもが確認され，かつ 6 時間（6 歳未満の者にあっては 24 時間）を経過した後に再び確認された場合．ただし，自発運動，除脳硬直，除皮質硬直，又はけいれんが認められる場合は，判定を行ってはならない．
>
> 　　①深昏睡
>
> 　　②瞳孔が固定し，瞳孔径が左右とも 4 ミリメートル以上であること
>
> 　　③脳幹反射（対光反射，角膜反射，毛様脊髄反射，眼球頭反射，前庭反射，咽頭反射，及び咳反射）の消失
>
> 　　④平坦脳波
>
> 　　⑤自発呼吸の消失
>
> 　　⑥眼球損傷，鼓膜損傷又は行為脊髄損傷により②，③に掲げる状態の確認ができない場合にあっては，脳血流の消失

（平成九年厚生省令第七十八号．臓器の移植に関する法律施行規則第二条．
https://elaws.e-gov.go.jp/document?lawid=409M50000100078_20240101_505M60000100153）

であり，その要因としては脳血管障害や頭部外傷による一次性脳損傷，またそれに続発する二次性脳損傷がある．これらの脳損傷の進行により脳蘇生の限界を超えた状態，つまり「脳死とされうる状態」と判断される場合や「法的脳死判定基準（**表 3-14**）[32] を満たす場合＝脳死」が全脳機能不全である．この状態は人工的に呼吸や循環が維持されていても多くは数日のうちに心停止に至る．

1）全脳機能不全（脳死）となりうる疾患

　一次性脳損傷としては全脳虚血，脳梗塞，頭部外傷，クモ膜下出血，低酸素脳症，脳炎・髄膜炎，けいれん発作がある．

　二次性脳損傷は一次性脳損傷にさらに生体への侵襲が加わり続発して生じる．占拠性病変による脳実質への圧迫や破壊，脳ヘルニアによる脳幹障害，脳灌流圧の低下による脳実質の虚血といった頭蓋内因子と，低血圧，低酸素，貧血，高体温，高二酸化炭素血症，低血糖，酸塩基異常・代謝異常，全身炎症・感染などの全身性因子がその原因とされている [33]．二次性脳損傷が増悪すれば全脳機能不全となりうるため，いかに適切な治療介入を行いさらなる進展を予防するかが治療の鍵となる．

2）全脳機能不全（脳死）の病態

これらの脳損傷の結果，脳圧亢進を認め，迷走神経の興奮により徐脈，血圧低下，心拍出量低下が起こる．変化が橋に及ぶと交感神経の興奮が加わり Cushing 現象が生じ血圧上昇，徐脈へと転じる．さらに変化が延髄に及べば迷走神経核は虚血に陥り，交感神経が極度に優位となり，これに伴い心臓の β 受容体と血管の α 受容体への強力な刺激により頻脈と強い血管収縮による血圧の異常な上昇を認める[34, 35]．心筋の酸素の需要・供給の不均衡から心筋の代謝障害を生じ心筋障害を起こし，最終的には心停止に至る．

呼吸器においては咳反射の消失により，喀痰貯留による無気肺や肺炎が発生しやすい．また脳圧亢進から神経原性肺水腫ともなりうる[36]．

脳自体の機能停止により内分泌系にも異常は生じる．下垂体後葉の機能喪失に伴い抗利尿ホルモンの分泌低下を認め，尿崩症が生じ尿量は増加し，血管の弛緩により循環血液量が低下し血圧は低下する．さらには高ナトリウム血症，低カルシウム血症，低マグネシウム血症，低リン酸血症などの電解質異常を引き起こす．また甲状腺ホルモンの低下からミトコンドリアの機能低下を生じ，ATP などは減少し臓器障害をきたす[35]．ほかにも視床下部の体温中枢障害，エネルギー産生能が低下することなどから低体温となる[34, 35]．

3）褥瘡発生との関連性

褥瘡発生に関連する病態として前述の危険因子に該当するものに下線を付す．

まず循環障害について説明する．循環障害を認めれば末梢循環障害となり，皮膚血流量低下から皮膚障害が発生する[36]．また，循環動態管理として循環作動薬を使用していれば，特に α 作用をもつノルアドレナリンを使用することで末梢循環障害をさらに増悪させることとなり，末梢からの壊死のみならず踵部や腓骨上に褥瘡を容易に発生する要因ともなる．さらに全身状態（循環動態）が不安定なことにより寝返り（体位変換）ができなくなる[16]ことも考えられる．体位変換については諸説あるが，主には仰臥位から側臥位へ変わる際に上下大静脈や心臓が胸腔・腹腔内臓器に圧迫されることにより静脈還流量が減少し，血圧低下を起こしうるため注意が必要であり，除圧が不十分となり褥瘡発生のリスクは上がる．また，鎮静下（活動性の低下）となれば完全に医療者に依存した体位変換となり，摩擦やずれのリスクも発生するため十分に注意が必要となる．

呼吸器系の問題としては無気肺・肺炎の管理目的に体位ドレナージが必要となることも考えられ，同様の観点から発生リスクは上がる．機械的換気が行われている可能性もあり，後述する人工呼吸器に関する記述を参照されたい．

前述の評価スケールである CALCULATE で考えれば，少なくとも「循環動態が不安定なため体位変換困難（寝返りができない）」，「循環障害」，「機械的換気」，

「活動性低下」を認め超ハイリスク群となる．EVARUCIにおいてもカットオフ値の10点以上となることが予想される．

また，循環障害により仙骨などの骨突出部に今までよりも小さな圧力で皮膚障害を生じるKTUや，圧などの外力とは無関係に生じるTB-TTIs，また全身への臓器障害が進行した結果，多臓器障害 multiple organ dysfunction syndrome（MODS）から前述の skin failure に至る可能性もある．

b 生命が人工的な装置に依存し，生命維持に必須な複数の臓器が不可逆的機能不全となり，移植などの代替手段もない場合

現在，救急・集中医療において使用される人工的な装置としては大動脈内バルーンパンピング intra-aortic balloon pumping（IABP），経皮的心肺補助装置 percutaneous cardio pulmonary support（PCPS），体外式膜型人工肺 extracorporeal membrane oxygenation（ECMO）などの循環補助装置，持続緩徐式血液濾過透析 continuous hemo daia filtration（CHDF）に代表される急性血液浄化法，または人工呼吸器などがあげられる．それぞれが単独で使用されることもあるが，終末期に至るクリティカルな症例では複数が重複使用されていることが多い．当該患者の病態と褥瘡発生との関連性について説明する．

これらの人工的な装置に依存した状態に共通していることは，装置使用に伴い体位変換が制限されていることである．鎮静下におかれていることが想定されるが，自力での体位変換は考えられないので，定期的な体位変換が必要となる．制限下においてはより慎重に行う必要があり，またそれにより体位変換が不十分となり褥瘡発生の一因ともなりうる．

補助循環装置を使用している場合は循環動態が不安定であることが前提である．心拍出量の低下により各臓器への十分な血流が確保されず代謝障害や末梢循環障害をきたしていると考えられる．末梢循環障害に関してはaの3）にも記したとおりである．また，veno arterial（VA）ECMO で大腿動脈に送血管を留置することにより，大腿動脈が細い症例や下肢動脈硬化のある症例では末梢への血流不全により容易に下肢虚血が引き起こされる[37]．皮膚においては末梢循環障害の影響により，皮膚毛細血管圧である25～32 mmHg よりもさらに低い圧で褥瘡が発生するおそれがある．

循環動態が不安定であることにより，体位管理を行うことで循環動態の悪化を助長する可能性もある．体位変換においてはカテーテル刺入部位の保護を第一に考えるべきであり，挿入部位である鼠径部のある股関節の屈曲は制限される．推奨される屈曲角度は血管損傷，装置動作異常が起きないように30度までである．その範囲内での頭位挙上，側臥位への体位変換を行う．前述の皮膚における末梢

循環障害の影響と体位変換への制限から褥瘡が発生しやすくなる状況であることは想像にたやすい.

　急性血液浄化法を用いる場合も同様である. 適応疾患から考えても病態は多岐に及ぶが, 循環動態が不安定であるがゆえに体位変換が十分に行えない[38]. さらには低栄養状態, 浮腫も相まって褥瘡発生のリスクは高まる. 体位変換においてはバスキュラーアクセスカテーテルを大腿静脈に留置している際には挿入側の下肢の屈曲などで脱血不良や返血圧上昇を認めることもあるため十分注意が必要であり, 内頸静脈に留置している際には留置側と同側（ほとんどは右側）への体位変換に注意が必要である.

　人工呼吸器を用いている場合であるが, 救命医療における重症患者においては, 原疾患によるものもしかることながら, 人工呼吸管理の影響によって鎮静薬の影響や陽圧換気により胸腔内圧が上昇していることや静脈還流量が減少することなどから多くに血圧低下を認める. 循環動態が不安定ではなかったとしてもそれだけでも, 体位変換に注意すべき状態となる. また, 臥位の継続に伴い肺の背側に重力に応じて気道分泌液が貯留し無気肺が生じ, シャント効果により酸素化能が低下する下側肺障害が生じやすい[39]. 予防や治療として腹臥位管理, 体位ドレナージが必要となるが, その際にも血圧変動などに注意しながらの体位変換が重要となる. ほかにも臥位の継続は, 同一体位による換気血流比の不均衡や横隔膜の運動制限を生じる. 人工呼吸器関連肺炎 ventilator associated pneumonia（VAP）の予防としては30度を目安とした頭部挙上が推奨される[40]が, 長期化することにより摩擦・ずれのリスクが高まること[15]も注意すべきである.

　人工的な装置は一対一対応した疾患ではなく病態に応じての適応であるため, 基本的な内容となるが, 褥瘡に関連して重要なことは, 装置使用もしくは循環動態が不安定なことにより, 自・他動的な体位変換が難しいことである.

4. 症例提示

　最後に, 実際の症例を提示し対応について述べる.

a 症例1：CPA ROSC（cardiopulmonary arrest return of spontaneous circulation）

　既往症に統合失調症をもつ60代男性である. 起床後, 特に変わりはなかったが, 30分後に反応が鈍くなっているところを家族が発見し救急要請した. 救急隊到着時には心肺停止 cardiopulmonary arrest（CPA）しており, 即座に救急隊により CPR cardiopulmonary resuscitation（心肺蘇生法）が開始された. 救命セン

ターへ入室後，自己心拍は再開した．頭部 CT では低酸素脳症を認めており，CPA の原因は不明であった．

循環動態は不安定であり，ドーパミンの持続投与を行っていた．顕著なるい痩を認めており体位変換を行うことで血圧低下があったため除圧のみでの対応としていたが，入室後 5 日目に仙骨部から腰背部に境界明瞭な d1 と思しき褥瘡を認めた（図 3-16）．

引き続き注意深く観察し除圧を続けていたが，入室後 8 日目に仙骨を中心とした蝶形の紫斑を伴う dDTI の褥瘡となった（図 3-17）．悪化と考えられたが全身状態からはやはり体位変換は困難であったため，除圧での対応を続けた．回復は認められず入室後 9 日目に死亡された．

b 症例 2：インフルエンザ肺炎，急性呼吸窮迫症候群 acute respiratory distress syndrome（ARDS）

既往症のない 50 代男性である．咳嗽を主訴に他院受診したところ肺炎と診断された．数日経過しても症状は改善せず悪化する一方であり再診し，重症化していると判断され前医救命センター搬送となった．低酸素血症となっておりインフルエンザ A 型に伴う重症肺炎の診断で，気管挿管し人工呼吸器管理となった．細菌性肺炎の併発と考え抗菌薬投与により加療続けていたが，炎症所見と酸素化は改善せず真菌感染も併発したため，転院搬送となった．前医より継続していたステロイドパルス療法や腹臥位による補助療法の効果は限定的であり，強い吸気努力も肺障害の原因となると考えられたため veno-venous（VV）-ECMO 導入となった．CHDF も開始しいったんは抗菌薬投与を終了するまで改善を認めたが，入室後 55 日目に肺炎の再発があり，さらには胆嚢炎などの感染症併発を繰り返し，多臓器不全となり入室後 91 目には腎機能障害も進行し CHDF を再導入した．循

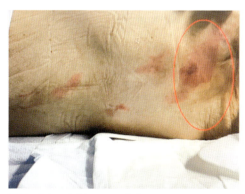

図 3-16　症例 1：入室後 5 日目
仙骨部，腰椎部に境界明瞭な d1 の褥瘡を認める．

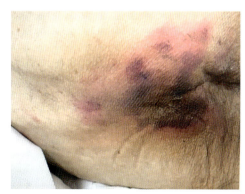

図 3-17　症例 1：入室後 8 日目
急速に進行する紫斑を認める．

環動態は一向に改善を認めず，入室後 98 日目に家族への病状説明，多職種カンファレンスを行い，終末期と判断し with hold の方針となった．多臓器不全の進行により入室後 108 日目に死亡された．

本症例では入室時にはすでに前医で発生した仙骨部褥瘡を認めていたが，経過とともに徐々に拡大傾向にあった（図 3-18）．

体位変換，除圧を行い，親油性基剤軟膏塗布により経過し悪化と改善を繰り返しながらも d2 程度でおさまっていたが，肺炎の再発後の 57 日目頃より褥瘡内に黄色壊死を認め始めた．壊死組織は eschar となっておりスルファジアジン銀クリーム塗布で経過観察したが，壊死範囲は拡大していった（図 3-19）．

終末期と判断した前後では VVECMO のフローがとれないため体位変換は困難となり，さらに進行を認めていった．図 3-20 は死亡 2 日前の褥瘡の状態である．

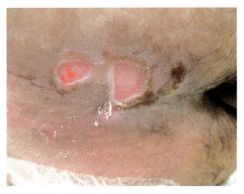

図 3-18 症例 2：入室後 36 日目
仙骨に前医より認められていた d2 の褥瘡は拡大傾向にあった．

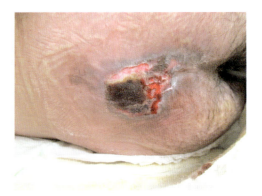

図 3-19 症例 2：入室後 67 日目
褥瘡内に徐々に拡大する eschar を認める．

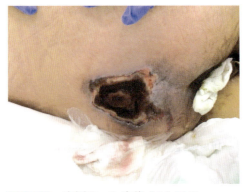

図 3-20 症例 2：入室後 106 日目
循環動態が安定せず体位変換困難であり壊死の進行を認める．

症例1では低酸素脳症に対して治療を進めたものの改善は認められず，わずか9日の経過で死亡された．褥瘡発生後も丁寧なケアを続けたが，悪化を止めることはできなかった．症例2では肺炎再発前までは横ばいながらも悪化は認められなかったが，全身状態の悪化後より褥瘡内の壊死を認めるようになった．褥瘡の感染は認められず，また積極的なデブリードマンなどの外科処置が刺激となり血圧低下をきたすおそれもあったため，保存的に加療を続けたが，壊死は進行を続けた．

おわりに

救急・集中治療における終末期は，クリティカルな状況におけるものであり当然のことながら重症度が高い症例にある．先にも述べたように多くの危険因子があるものの最も影響を及ぼす危険因子は明らかにはなっていない．また不可避褥瘡(UPI)であるKTUなどの定義や病態生理など不明な点も多く，今後危険因子も含め国内でのさらなる検討が必要であり，それに伴い救急・集中治療における終末期の褥瘡の解像度は上がっていくと考えられる．

〔藪野 雄大〕

文献

1) 日本学術会議臨床医学委員会終末期医療分科会：終末期のあり方について．
https://www.scj.go.jp/ja/info/kohyo/pdf/kohyo-20-t51-2.pdf

2) 山本保博ほか：救急医療における終末期医療に関する提言（ガイドライン）について．日救急医会誌．2007；18（11）：781-6．

3) 日本救急医学会ほか：救急・集中治療における終末期医療に関するガイドライン～3学会からの提言～．
https://www.jaam.jp/info/2014/info-20141104_02.html

4) 大桑麻由美ほか：「防ぎきれない褥瘡」の定義策定に向けた検討：超高齢者における予備調査報告．日創傷オストミー失禁管理会誌．2023；27（3）：546-52．

5) Kennedy KL：The prevalence of pressure ulcers in an intermediate care facility. Decubitus. 1989；2（2）：44-5.

6) Kennedy-Evans KL et al：Early skin temperature characteristics of the kennedy lesion (kennedy terminal ulcer). Wound Manag Prev. 2023；69（1）：14-24.

7) Langemo DK et al：Skin fails too：acute, chronic, and end-stage skin failure. Adv Skin Wound Care. 2006；19（4）：206-11.

8) Beldon P：Skin changes at life's end：SCALE ulcer or pressure ulcer? Br J Community Nurs. 2011；16（10）：491-4.

9) Trombley K et al：Prelude to death or practice failure? Trombley-Brennan terminal tissue injuries. Am J Hosp Palliat Care. 2012；29（7）：541-5.

10) de Laat EH et al：Epidemiology, risk and prevention of pressure ulcers in critically ill patients：a literature review. J Wound Care. 2006；15（6）：269-75.

11) Terekeci H et al：Risk assessment study of the pressure ulcers in intensive care unit patients. Eur J Intern Med. 2009；20（4）：394-7.

12) Elliott R et al：Quality improvement program to reduce the prevalence of pressure ulcers in an intensive care unit. Am J Crit Care. 2008；17（4）：328-34.

13) Eachempati SR et al：Factors influencing the development of decubitus ulcers in critically ill surgical patients. Crit Care Med. 2001；29（9）：1678-82.

14) Bours GJ et al：Prevalence, risk factors and prevention of pressure ulcers in Dutch intensive care units. Results of a cross-sectional survey. Intensive Care Med. 2001；27（10）：1599-605.

15) Cox J：Predictors of pressure ulcers in adult critical care patients. Am J Crit Care. 2011；20（5）：364-75.

16) Keller BP et al：Pressure ulcers in intensive care patients：a review of risks and prevention. Intensive Care Med. 2002；28（10）：1379-88.

17) Batson S et al：The development of a pressure area scoring system for critically ill patients：a pilot study. Intensive Crit Care Nurs. 1993；9（3）：146-51.

18) Brindle C：Outliers to the braden scale：Identifying high risk ICU patients and the results of prophylactic dressing use. WCET Journal. 2010；30（1）：11-8.

19) Cox J：Pressure ulcer development and vasopressor agents in adult critical care patients：a literature review. Ostomy Wound Manage. 2013；59（4）：50-4, 56-60.

20) Tang W et al：APACHE scoring system and pressure injury risk for intensive care patients：A systematic review and meta-analysis. Wound Repair Regen. 2022；30（4）：498-508.

21) Braden BJ et al：Clinical utility of the Braden scale for Predicting Pressure Sore Risk. Decubitus. 1989；2（3）：44-6, 50-1.

22) Picoito RJBR et al：Risk assessment instruments for pressure ulcer in adults in critical situation：a scoping review. Rev Lat Am Enfermagem. 2023；31：e3983.

23) Richardson A et al：Part 1：Pressure ulcer assessment-the development of Critical Care Pressure Ulcer Assessment Tool made Easy（CALCULATE）. Nurs Crit Care. 2015；20（6）：308-14.

24) Richardson A et al：Part 2：pressure ulcer assessment：implementation and revision of CALCULATE. Nurs Crit Care. 2015；20（6）：315-21.

25) Cobos-Vargas A：Design and validation of a new rating scale（COMHON index）to estimate the risk of pressure ulcer in patients attended in critical care units. Connect：The World of Critical Care Nursing. 2011；8（2）：41.

26) Cubbin B et al：Trial of a pressure area risk calculator for intensive therapy patients. Intensive Care Nurs. 1991；7（1）：40-4.

27) González-Ruiz JM：［Validity study of the current risk assessment scale for pressure ulcers in intensive care（EVARUCI）］. Enferm Intensiva. 2008；19（3）：123-9, quiz 130-1.

28) Wåhlin I et al：Development and validation of an ICU-specific pressure injury risk assessment scale. Scand J Caring Sci. 2021；35（3）：769-78.

29) Kim EK et al：Comparison of the predictive validity among pressure ulcer risk assessment scales for surgical ICU patients. Aust J Adv Nurs. 2009；26（4）：87-94.

30) Suriadi et al：Development of a new risk assessment scale for predicting pressure ulcers in an intensive care unit. Nurs Crit Care. 2008；13（1）：34-43.

31) 木下順ほか：救急医療における終末期症例登録の解析結果について―日本救急医学会委員会報告. 日救急医会誌. 2016；27（11）：716-21.

32) 平成九年厚生省令第七十八号. 臓器の移植に関する法律施行規則第二条. https://elaws.e-gov.go.jp/document?lawid=409M50000100078_20240101_505M60000100153

33) 横堀將司ほか：頭部外傷の病態と頭蓋内圧管理. ICU と CCU. 2017；41（11）：669-81.

34) 林行雄ほか：脳死ドナーの管理（臓器摘出にかかわる全身管理）. 麻酔. 2013；62（増刊）：44-51.

35) 谷口雅彦ほか：脳死下におけるドナー管理. 医学のあゆみ. 2011；237（5）：459-65.

36) 長谷川大祐ほか：臓器保護を目指した脳死患者の集中治療管理. ICU と CCU. 2022；46（7）：391-7.

37) 戸田宏一：VA-ECMO（PCPS）による循環補助の有用性と限界. 心臓. 2020；52（5）：473-7.

38) 日本急性血液浄化学会：急性血液浄化を受ける患者の看護. 日本急性血液浄化学会編, 日本急性血液浄化学会標準マニュアル. p.157-63, 医学図書出版, 2013.

39) 日本救急医学会：医学用語解説集―下側肺障害. https://www.jaam.jp/dictionary/dictionary/word/1110.html

40) 日本集中治療医学会ICU機能評価委員会：人工呼吸関連肺炎予防バンドル. 2010改訂版（略：VAPバンドル）. https://www.jsicm.org/pdf/2010VAP.pdf

C. 超急性の経過をたどる終末期の褥瘡

救急・集中治療領域における終末期の褥瘡とケア

はじめに

　褥瘡は"身体に加わる外力は骨と皮膚表層の間の軟部組織の血流を低下，あるいは停止させる．この状況が一定期間持続されると組織は不可逆的な阻血性障害に陥り褥瘡となる"[1]と定義される圧迫性の創傷である．褥瘡の範疇には自重関連褥瘡 self-load related pressure ulcer と医療関連機器褥瘡 medical device-related pressure ulcer が含まれるが，この項では救急・集中治療領域における終末期の自重関連褥瘡に関する問題について焦点をあてる．

1. 救急・集中治療領域における終末期とは

　救急・集中治療が必要となる急性重症患者は，突発的な事故や急激な重篤疾患の発症，あるいは慢性疾患の急性増悪と，それに伴う治療によって高度な生体侵襲にさらされる．どれほど手を尽くしても，治療やケアの効果がなく，死を迎える患者が少なくはない．終末期にある急性重症患者は，生体侵襲を受けたあとのさまざまな影響によって皮膚の機能が低下し，褥瘡をはじめとするさまざまな皮膚障害が生じやすい．

2. 急性重症患者に特有の病態と皮膚への影響

a ショック

　ショックとは「何らかの原因により急激に組織の血液灌流が低下し，酸素やエネルギー基質の需要と供給のバランスが崩れ，細胞傷害・臓器障害をきたす症候群」であると定義される．ショックの分類と各々の主な原因について **表 3-15** に

表 3-15　ショックの分類と主な原因

①循環血液量減少性ショック	②心原性ショック
出血性ショック 体液喪失	心筋性ショック（心筋梗塞など） 機械性ショック（僧帽弁閉鎖不全症など） 不整脈
③血液分布異常性ショック	④心外閉塞・拘束性ショック
敗血症性ショック アナフィラキシーショック 神経原性ショック	心タンポナーデ 収縮性心膜炎 重症肺塞栓症 緊張性気胸

示す．一般的に，ショックは原因となる病態によって分類されているが，実際の臨床場面では複数の病態が原因となることも多く，明確に分類しがたいケースが少なくない．

　ショック病態の基盤は主要臓器への灌流低下である．これによって，生存を維持するに十分な酸素やエネルギーが臓器組織に供給されなくなると，細胞機能が低下して細胞傷害が起こる．ショックが改善されなければ，さらに不可逆的な細胞傷害，細胞死が生じる．このような状態を阻止するために，生体は代償作用を働かせて，脳や心臓などの主要臓器の血流を維持しようとする．代償作用には交感神経系の作用と内分泌系の作用がある．低灌流状態に対して交感神経系が緊張し，末梢血管を収縮させて血管抵抗を高めることによって主要臓器の血流を維持しようとするのが交感神経系の作用である．この時，同時に末梢血管の収縮によって皮膚や腸管，腎臓といった組織への血流は相対的に低下する．当然ながら皮膚の機能は著しく低下することとなる．

b 敗血症

　敗血症は「感染症に対する制御不能な宿主反応に起因する，生命を脅かす臓器障害である」と定義づけられている[2]．敗血症は局所の感染に対して生体防御力が破綻した結果，全身性に過剰な炎症反応あるいは抗炎症反応が起こることで諸症状を呈する疾患であり，局所感染として肺炎や尿路感染症を合併している割合が高い．さらに，十分な輸液投与にもかかわらず平均動脈圧を 65 mmHg 以上に維持するために昇圧薬を必要とする状態が続き，血清乳酸値が 18 mg/dL［2 mmol/L］を超えたままとなる場合は「敗血症性ショック」と診断される．敗血症性ショックの死亡率は 42.3％ に及ぶとされ[2]，患者の予後に及ぼす影響が非常に大きい．

　敗血症性ショックに対する薬物治療の第一選択薬であるノルアドレナリンは，四肢の末梢血管抵抗を高めて血圧を維持する作用をもつ．このような薬物を使用することによって末梢の循環血液量は低下し，虚血となった皮膚はさまざまなストレスを受けやすくなる．

　組織低灌流の状態にある患者の皮膚には，網状皮斑 mottling skin と呼ばれる特徴的な斑状の色調変化が現れることがある（図 3-21）．Mottling skin は組織低灌流によって生じる皮膚の変化であり，急性重症患者や敗血症を呈する患者に認められることが多い[3~5]．

c 多臓器障害 multiple organ dysfunction syndrome（MODS）

　疾病や治療によって生体に過大な侵襲が加わると炎症反応が惹起される．免疫細胞から炎症性サイトカインが過剰に産出され，生体は高サイトカイン血症

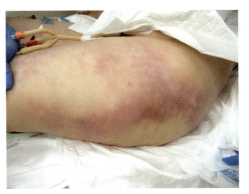

図 3-21 網状皮斑 mottling skin

cytokine storm の状態となる．生体は全身性に炎症が亢進した状態となり，発熱や頻脈，過呼吸などの症状を呈する．一方，炎症性サイトカインによる刺激は好中球を活性化し，血管内皮細胞を傷害する．傷害された血管内皮細胞から線溶阻止因子などが放出され，凝固の活性化が起こる．これによって生じた微小血栓が臓器の微小循環障害を招き，臓器障害が発生する．多臓器障害 multiple organ dysfunction syndrome（MODS）は，このように「重症傷病が原因となっておこった制御不可能な炎症反応（過剰なサイトカイン）による 2 つ以上の複数臓器の進行性の機能障害」をいう．MODS は特に感染症を引き金としたショック（敗血症性ショック）に続発することが多く，あらゆる臓器を侵すが，最も標的となる臓器は肺で，低酸素血症が進行し急性肺傷害 acute lung injury（ALI）を引き起こす．ALI が重症化すると急性呼吸窮迫症候群 acute respiratory distress syndrome（ARDS）と呼ばれる．

高サイトカイン血症による臓器障害と臨床症状について図 3-22 に示す．

3. 急性重症患者の褥瘡発生の現状

わが国では日本褥瘡学会が実施する全国調査により，救急・集中治療室を有する大学病院や急性期病院の褥瘡発生状況が継続的に報告されている．しかしながら救急・集中治療領域のみに焦点をあてた調査はなされていないため，その実態は明確ではない．筆者が調査した都内の一大学病院に併設された救急・集中治療室における褥瘡累積発生率は 4.6/1,000 人日であり，他病棟に比較して高かったが[6]，先行研究においても，救急・集中治療を要する急性重症患者の褥瘡発生率や有病率は回復期や慢性期にある患者に比較して高いことが報告されている[7, 8]．また，集中治療室で発生する褥瘡は，仙骨部の発生が 34.7 〜 42.0%，次いで踵部が 14.0% 〜 19.3%[9, 10]と，仙骨部と踵部での発生頻度が高いことがわかっている．

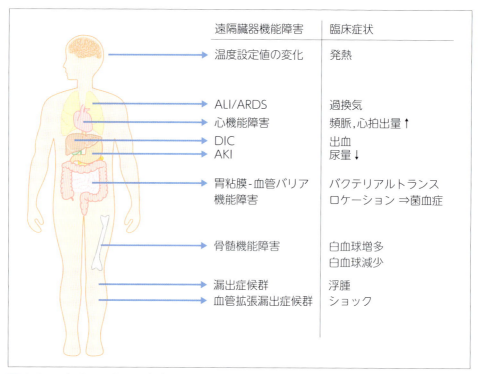

図 3-22　高サイトカイン血症による臓器障害と臨床症状
(Denk S et al：Damage-and pathogen-associated molecular patterns and alarmins：Keys to Sepsis? Eur Surg Res. 2012；48：171-179 より改変)

　筆者の調査においても同様で，最も発生頻度の高かった部位は仙骨部(45.5％)，次いで踵部(16.7％)であった．発生した褥瘡の深達度をみると，NPUAP分類によるステージ2(真皮までの損傷)が21.0％～56.0％，ステージ1(持続する紅斑)が29.0％で最も多いとする報告がある[10, 11]．筆者の調査においても，DESIGN-R®によるd2が51.5％，d1が43.9％と，真皮までの浅い損傷の発生頻度が高いことがわかった[6]．

4. 急性重症患者の褥瘡リスクアセスメント

a 急性重症患者の褥瘡リスク因子

　褥瘡の外的な主要因が，圧力，剪断，摩擦，マイクロクライメット microclimate [*1] であることは既に周知されている．加えて，急性重症患者の内的な褥瘡リスク因子はこれまでに数多くの報告がなされてきた．具体的には，糖尿病の既往，感染症，末梢血管疾患，心血管疾患，貧血，加齢，昇圧薬の使用，低

[*1] マイクロクライメット microclimate：皮膚とマットレスが接している"皮膚局所"の温度と湿度の状態をいう．

血圧，ICU 長期滞在，人工呼吸管理[9, 12~16] などである．筆者が実施した研究では，急性重症患者に発生する自重関連褥瘡に特有性のあるリスク因子として，糖尿病の既往，敗血症性ショック，血清アルブミン値などが抽出された．また，自重関連褥瘡と医療関連機器褥瘡に共通のリスク因子として，入院時褥瘡保有，体位制限，血中乳酸値，血液浄化療法が抽出された[6]．

さらなる要因としては，急性重症患者に便失禁を認める患者が多いことが挙げられる．身体への侵襲を契機として腸管虚血が引き起こされると，腸粘膜の浮腫や萎縮を生じ，腸管機能が大幅に低下する．そのため急性重症患者は下痢を発生しやすく，抗菌薬の投与による腸内細菌叢の乱れなどにより，偽膜性腸炎やMRSA 腸炎，*Clostridioides difficile* などの感染性腸炎に罹患しやすい．急性重症患者の便失禁率は 17.6 ％ ～ 33 ％ に達し[17]，便失禁患者の 42.5 ％ に皮膚損傷が見られるという報告がある[18]．皮膚組織が脆弱化しているうえに，失禁による皮膚の浸軟や便の消化酵素による化学的刺激が加わることがその要因であるが，活動性が低下している患者に便失禁が重なると褥瘡を発生するリスクが 37.5 倍に増大するとの報告もあり[19]，便失禁への対策が褥瘡予防にとって非常に重要であるといえる．

b 褥瘡ハイリスク患者ケア加算

日本褥瘡学会の取り組みにより，わが国では 2006 年に「褥瘡ハイリスク患者ケア加算」が設定された．この加算は，病院に入院中の褥瘡ハイリスク患者が，重点的な褥瘡ケアを受ける必要性が認められ，それに対して計画的で継続的な褥瘡対策が行われた場合に，入院中に 1 回に限って算定できる診療報酬（500 点 / 人）である．この褥瘡ハイリスクケア加算の対象者は，ベッド上安静であり，かつショック状態のもの，重度の末梢循環不全のもの，麻薬などの鎮痛・鎮静薬の持続的な使用が必要であるものなど，9 つの条件のうちいずれかに該当するものをいう（表 3-16）．これらの条件は，手術室や救急・集中治療室で治療を受ける急性重症患者の病態や症状として広く認識されているものである．急性重症患者の褥瘡発生リスクはきわめて高く，また一旦生じた褥瘡は悪化しやすく容易に治癒しにくい．そのため褥瘡の発生リスクについて十分にアセスメントし，予防的ケアを充実させることが重要となる．

5. 急性重症患者の体圧分散ケア

体圧分散ケアには，1）体圧分散マットレスの使用，2）体位変換とポジショニングの実施がある．

表 3-16　褥瘡ハイリスクケア加算の対象者

	日常生活自立度 C1，C2
算定要件	以下のいずれかに該当 ● ショック状態 ● 重度の末梢循環不全 ● 麻薬などの鎮痛・鎮静薬の持続的な使用 ● 6時間以上の全身麻酔下による手術 ● 特殊体位による手術 ● 強度の下痢 ● 極度の皮膚の脆弱 ● 褥瘡危険因子があり既に褥瘡を有する ● 医療関連機器の長期かつ持続的な使用

a　体圧分散マットレスの使用

　急性重症患者の褥瘡は，先述した褥瘡の発生に関与する外的・内的因子が複合的に絡み合うことにより発生し，そのリスクはきわめて高い．そのため多くの患者にとって体圧分散マットレスの使用は必須である．体圧分散マットレスは，「単位体表面に受ける力を，接触面積を広くすることで減少させる，もしくは圧力が加わる場所を時間で移動させることにより，長時間，同一部位にかかる圧力を減少する」ことを目的として使用する．体圧分散マットレスの機能には「静止型」「圧切替型」「ハイブリッド型」の3つがある（図 3-15 参照）．

急性重症患者に適用度の高い体圧分散マットレス

　急性重症患者は，自力で体位変換ができない者や，病状によって体位変換が頻繁に行えない場合が多い．そのため低圧保持型エアマットレスの使用が勧められている．なかでも厚みのある交換圧切替型多層式エアマットレスを選択すると，底づき（マットレスが薄いために体重を支え切れず，ベッドに身体が当たってしまう状態）を回避することができる．また，体圧分散マットレスには，褥瘡発生因子であるマイクロクライメットを適切に調整する機能をもつものや（図 3-23），体位変換機能があるもの（図 3-24），スモールチェンジ機能を備えたもの（図 3-25）がある．患者の体圧をモニターで可視化し圧調整を管理したり，患者の体動を感知し危険を察知するようなロボティックマットレス（図 3-26），などもあり，患者の状況に見合ったマットレスの選択が必要となる．

b　体位変換とポジショニングの実施

1）体位変換

　これまで体位変換は，例えば左側臥位から右側臥位へ，仰臥位から側臥位へというように，患者の体幹の角度を一度に大きく変化させる方法が主流であった．

C. 超急性の経過をたどる終末期の褥瘡

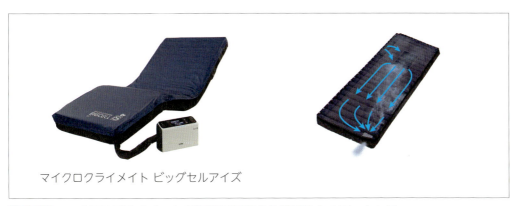

図 3-23　マイクロクライメットを適切に管理する機能をもつマットレス
マットレス内にファンモニタが内蔵されており，マットレス内にこもった熱や湿気を外部へ排出してマイクロクライメットを調整する．

（ケープ（株）https://onl.tw/JXeUd32）

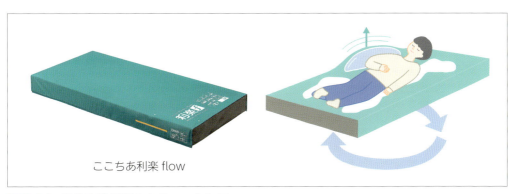

図 3-24　体位変換機能のあるマットレス
エアセルが膨らんだり縮んだりして，違和感を与えにくい小さな体位変換を行い，同じ部位に圧力がかかり続けることを予防する．手足の緊張感の軽減にもつながる機能．

（パラマウントベッド（株）https://onl.tw/uHSxcSL）

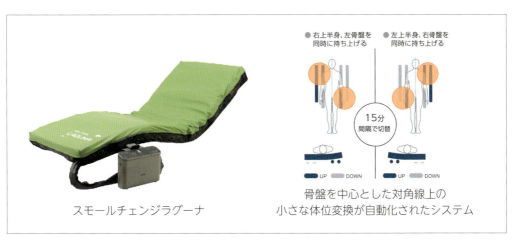

図 3-25　スモールチェンジ機能を備えたマットレス
素材による圧分散だけでなく，身体を傾けて圧が加わる部分を移動させる機能をもつマットレス．身体が傾くようにエアセルの膨張と収縮を 15〜30 分ごとに自動調整する．

（ケープ（株）https://onl.tw/JXeUd32）

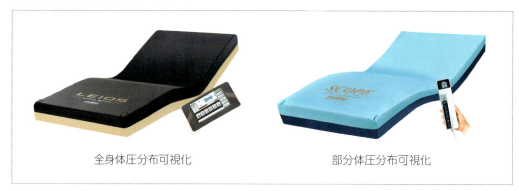

| 全身体圧分布可視化 | 部分体圧分布可視化 |

図 3-26　ロボティックマットレス

（株式会社モルテン）

しかしながら近年，身体の一部の体位を変える「スモールチェンジ」という考え方（方法）が提唱されつつある[20]．急激な体位変換による呼吸・循環動態の変動が，ときに心肺停止に至るようなショックをもたらす可能性のある急性重症患者にとって，体幹の角度を一度に大きく変える従来の体位変換は，身体への過大な侵襲となりうる．そこで役立つのが，体位変換の方法としてスモールチェンジを取り入れることである．

スモールチェンジ

　スモールチェンジとは，身体の一部を移動させることで血液循環への変化を起こす方法をいう．スモールチェンジには，①置き直し，②自重圧の開放，③間接法の3つがある．

①置き直し

　たとえ身体の一部のみであっても，その角度や位置が変化するだけで循環動態によい影響を及ぼし，圧の開放につながる．例えば頭部や腕，脚を一旦持ち上げ，少し角度を変えるなどして移動し，マットレスに置き直すといった方法である．このとき，患者の関節可動域を考慮し，決して引っ張ったりずらしたりすることのないように留意する．関節と関節を下から大きく支えて置き直すことを意識して行うと，患者にとって安楽に実施できる．

②自重圧の開放（圧抜き）

　マットレスに寝ていると患者自身の重さ（自重）で沈み込みが起こり，沈み込んだ部分の圧や剪断力が上昇する．この状態を改善するために自重圧の開放（圧抜き）を行う．具体的には，患者の身体が沈み込んでいる箇所に手を差し入れたあと手を引き抜く．この際，ポジショニング用グローブを使用すると身体に加わる摩擦を低減でき，患者にとっても安楽である（図 3-13 参照）．また，患者の身体が沈み込んでいる部分に手を入れ，患者の身体を持ち上げるのではなくマットレ

スを押し下げることによって自重圧を開放する方法もある（図 3-27）．

③間接法

　間接法とは，マットレスの下に小枕などを挿入し，マットレスに勾配をつけることによって患者の身体の重心移動を起こさせる方法である（図 3-28）．たとえわずかな勾配であっても，重心が移動することで身体の同一部位にかかる圧を開放することができる．意識レベルの低下を認めず，鎮静・鎮痛薬を使用していない患者であれば，重心が移動すると平衡を維持しようとして反射的に筋緊張が起こる（姿勢反射）．この反射が，わずかながらも循環動態によい変化を与える．

　急性重症患者に発生する褥瘡の形態学的特徴を記述した過去の研究では，褥瘡予防のために積極的に実施される頻繁な体位変換が，計らずも外力（主に剪断力）

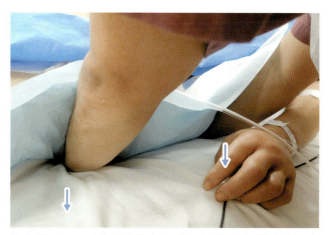

図 3-27　マットレスを押し下げて自重圧を開放する方法

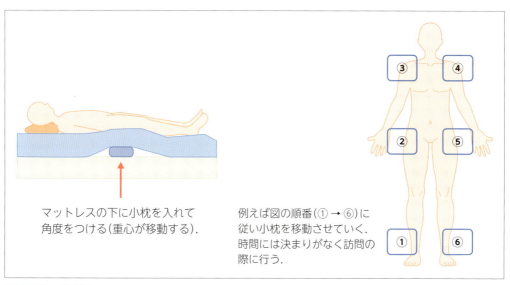

マットレスの下に小枕を入れて角度をつける（重心が移動する）．

例えば図の順番（①→⑥）に従い小枕を移動させていく．時間には決まりがなく訪問の際に行う．

図 3-28　間接法

による皮膚の変形をもたらし，褥瘡発生の一要因となることが示されている[21]．「置き直し」や「圧抜き」，「間接法」は，体位変換によってもたらされる皮膚の変形を最小化できる方法のひとつである．そのためこれらの方法は，急性重症患者に対して積極的に用いるべきポジショニング技術として有用性が高い．

2) 急性重症患者の特殊なポジショニング

　集中治療を必要とする急性重症患者は，人工呼吸器関連肺炎 ventilator-associated pneumonia (VAP) を合併する頻度が高い[21, 22]．そのため，バンドルを使用した予防対策が実施されている[23]．VAP バンドルでは「人工呼吸中の患者を仰臥位で管理しない」ために，頭位挙上30°を目安とすることが示されている．頭位挙上は，角度が大きくなるほど足側に体幹がずれ，仙骨部や尾骨部に加わる剪断力が増す．これを防ぐためには，足側の挙上角度を調整したりポジショニングクッションを使用して，大腿後面を大きく支えてずれを予防する必要がある．

　一方，下側肺障害の予防や，ARDS に対する治療，新型コロナウイルス感染症による低酸素血症に対して腹臥位療法が有効であることが示されている[24]．腹臥位療法による褥瘡の好発部位は，顔面(額，鼻，瞼，頬，口唇，顎)，前胸部，大腿部，膝，下肢，足などである．近年，急性重症患者の褥瘡予防に対する多層構造シリコンフォームドレッシングの効果が検証され(**図 3-8** 参照)，その予防効果と高い費用対効果が明らかにされている[25, 26]．腹臥位療法で発生する褥瘡予防としてもこのドレッシングの効果が示されている[27]．褥瘡ハイリスク状態にある急性重症患者には，入院直後から予防対策としてこれらのドレッシング材の使用を検討することが望ましい．しかしながら，わが国では予防を目的としてドレッシング材を使用する場合は保険償還の対象とならないため，使用にあたっては施設の基準に則って検討する必要がある．

6. 急性重症患者のスキンケア

　急性重症患者の多くは褥瘡のみならずスキン-テアなど他の皮膚障害の発生リスクも高い．そのため，看護師が日常的に提供するスキンケア対策が重要となる．スキンケアの目的は，皮膚本来の生理機能を可能な限り維持し，バリア機能を保護して皮膚障害を予防することにあるが，そのためには，1)皮膚表面に付着した汚れを取り除いて清潔を保持する，2)清潔ケアの際に取り除かれた皮脂成分を補う，3)外界の刺激(物理的・化学的刺激)から皮膚を保護することが重要となる．

a 清潔を保持する

　保清効果の高い清潔ケア方法として入浴やシャワー浴があるが，急性重症患者

の多くはこれらを制限される．また，清潔ケアそのものが生体のエネルギーを消耗させる要因にもなる場合があるため，患者に負担をかけることなく清潔を保持するケア方法の選択が重要となる．

1) 石けん・洗浄剤の使用

通常，石けんのpHはアルカリ性であるが，健康な皮膚であれば緩衝作用が発揮されるため問題にはならない．問題となるのはドライスキンや障害を受けている皮膚に対して使用する場合で，このような皮膚に用いる石けんや洗浄剤は皮膚のpHに近い弱酸性のものが推奨される．

石けんも洗浄剤も汚れを落とす成分は界面活性剤であるが，これを泡立てることによって界面活性剤がある濃度に達すると「ミセル」という集合体が作られる．ミセルが形成され始める濃度を臨界ミセル濃度 critical micelle concentration（cmc）といい，この濃度に達した界面活性剤は最も高い洗浄効果を発揮する．石けんや洗浄剤をよく泡立てる理由はここにある．もともと泡状の洗浄剤は泡立てる手間が要らないため簡便に使用できる．

2) 洗浄方法

臨床の場で一般的な清潔ケア方法に温湯によるタオル清拭がある．しかし皮膚に付着した汚れのほか，清拭の際に用いる石けん成分などは温湯によるタオル清拭だけでは取り除くことが難しい．また，繊維の織り目が粗いタオルによる摩擦は，重症患者の脆弱な皮膚に過剰な物理的刺激を与える．そこで，弱酸性で皮膚への刺激が少ない洗浄剤をよく泡立てて皮膚に乗せるように置き，数分間放置して汚れを浮き上がらせたあとに微温湯で洗い流すといった方法で部分的に清拭を行う．例えば，1日目は両上肢，2日目は体幹…というように，数日かけて全身の保清を行うとよい．流水で洗い流すのが困難な場合には，霧吹きなどを用いて局所的に洗浄するのも一方法である．筆者の施設では，霧吹きを用いた顔面の清潔ケアを提供しており（図3-29），良い洗浄効果をあげている．また，不織布（繊

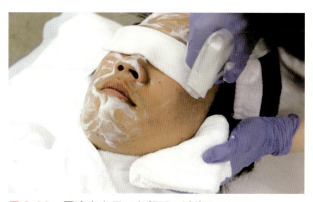

図3-29　霧吹きを用いた顔面の清潔ケア

維を織らずに絡み合わせて作られた布）による清拭や，泡立てや水によるすすぎが不要で皮膚の汚れをやさしく落とす洗浄剤（図 3-2 参照）を用いたケア方法も，皮膚への負担の低減やケア時間の短縮に効果的である．

b 取り除かれた皮脂成分を補う

　皮膚の最上層にある表皮は，弱酸性の皮脂膜（酸外套）により，外界の有毒物質や細菌から保護されている．しかし急性重症患者の場合，生体機能の低下により皮膚がドライスキンに傾いているため，皮膚のもつこの本来の機能が発揮されない．そのため皮膚の保湿ケアが必要となる．特に石けんや洗浄剤を用いた場合，皮膚の汚れが除去されると同時に皮脂膜も除去されるため，天然保湿因子 natural moisturizing factor（NMF）や角層細胞間脂質（セラミド）が流出し，角層の水分やうるおい成分が蒸散して皮膚が乾燥する．過剰な皮膚の除去を防ぐために，洗浄剤を用いた清潔ケアは 1 日 1 〜 2 回程度に留め，洗浄剤使用後の皮膚には，失われた皮脂成分を補うために皮膚保護クリーム（図 3-9 参照）を用いたスキンケアを行う．

c 物理的刺激・化学的刺激から皮膚を保護する

　先述したように，急性重症患者は抗菌薬の使用や経腸栄養剤の影響などにより下痢を発生する患者が少なくない．おむつ内の湿潤環境を予防し皮膚の浸軟を防ぐためには，撥水性クリームなどを用いるとよい．撥水性クリームを用いると，下痢便の化学的刺激から皮膚を保護することもできる．持続的に排泄される消化酵素を多量に含む水様性の下痢の場合には，便を収集することにより皮膚への付着を阻止する方法として便失禁管理システム（図 3-30）が有用である．

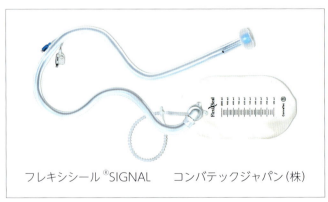

フレキシシール®SIGNAL　コンバテックジャパン（株）

図 3-30　便失禁管理システム
・シリコン製チューブとバックで構成される．
・低侵襲性かつ便を速やかにバック内に回収できる．

7. 栄養管理

褥瘡をはじめとする創傷治癒過程において，細胞を構成する主要成分である蛋白質などの栄養素が十分に必要であることは言うまでもない．急性重症患者の多くは感染防御や身体損傷の修復のために身体各所で炎症反応（侵襲反応）が引き起こされている状態にあり，これらの侵襲に打ち勝つために多大なエネルギーを消費する．そこで栄養管理が重要となるが，この際，ただやみくもにエネルギーを投与すればよいというわけではない．高度な低栄養患者に対する急速な栄養投与が refeeding syndrome [*2] の合併リスクをもたらすことや[28]，過剰な栄養投与による高血糖状態が敗血症や呼吸不全，腎不全のリスクを高めることなど[29]，その弊害について知っておかなければならない．

最も重要なことは，栄養療法を開始する前に，患者の栄養評価を実施し，病態，時期に応じた目標エネルギー量を算出し，蛋白質や糖質，脂質などの組成を適切に設定することである．そのうえで栄養投与ルートを選択する．栄養投与ルートは，可能な限り経静脈よりも経腸が望ましいとされている[30, 31]．腸管を用いることで腸管粘膜の萎縮を防ぎ，bacterial translocation [*3] を予防できることなどが，そのメリットとして挙げられている[32]．

8. 患者と患者の重要他者に対する支援

救急・集中治療領域における看護の対象は，患者のみならず家族をはじめとする患者の重要他者も含まれる．看護師は患者や家族がかかえる問題やニーズにいち早く対応し，問題解決に向けた看護を提供しなければならない．終末期にある急性重症患者は，病態や治療の影響を受け，黄疸の出現や虚血による皮膚の色調の変化なども相まって，健康であった時と比べて身体や顔貌が大きく変化することが多い．これらの変化は患者の家族に大きな動揺や悲しみを与える．そのため，患者の顔や髪，手など，特に家族が視線を向け，触れることの多い部位のスキンケアに努め，悲嘆を軽減するケアを提供する必要がある．また，褥瘡などの皮膚障害が発生してしまった場合には，積極的な治療が患者への侵襲にもなりうることに留意し，医療者間で治療・ケア方針を共有したうえで家族に説明する．"患者の安寧のために積極的な治療を実施しない"という判断があることや，"どの

[*2] refeeding syndrome：慢性的な高度栄養障害がある患者に対し，急激に高エネルギー投与を行うことによって起こる代謝性合併症．心不全や呼吸不全，腎不全，肝機能障害などの症状を呈する．

[*3] bacterial translocation：腸管内細菌が粘膜バリアーを通過して体内に移行する状態をいう．

ような治療やケアを提供することが患者の利益につながるのか？”について家族と話し合い，患者にとって最善の治療・ケアを提供していく必要がある．

9. 急性重症患者における「不可避褥瘡(UPI)（旧名称：防ぎきれない褥瘡）」について考える

　本書のテーマでもある unavoidable pressure injury（不可避褥瘡(UPI)）は「ケア提供者が，実施すべき褥瘡予防対策を講じていたにも関わらず発生した褥瘡」として 2008 年に Skin Changes at Life's End（SCALE）文書において言及された概念である[33]．しかしながら，この unavoidable pressure injury には定量化するツールが存在しない．一方，unavoidable pressure injury について考えるうえで重要となるのが「皮膚不全 skin failure」という概念である．2006 年に Langemo は skin failure を「臓器としての皮膚が機能不全に陥る状態である」とし，さらにこれを急性 acute，慢性 chronic，終末期 end-stage の 3 つに分類した．このうち急性皮膚不全 acute skin failure（ASF）は「重度の機能障害または他の臓器系の障害と同時に発生する低灌流により，皮膚とその下にある組織が死に至るイベントである」と定義付けられた[34]．

　Unavoidable pressure injury という概念が生まれた背景には欧米諸国の褥瘡問題がからんでいる．当時，欧米では褥瘡に関する医療訴訟が年間 17,000 件を超え[35]，不法死亡に次いで 2 番目に訴訟が多い状況にあった[36]．つまり，褥瘡には「unavoidable pressure injury が存在」し，それは「skin failure であるため通常の褥瘡とは異なる」という論理である．その後，2016 年に Levin は skin failure を「低酸素や局所の機械的刺激，栄養障害，毒性代謝物の蓄積などの生理的機能障害によって組織耐性が損なわれている状態」であると定義した[37, 38]．これには褥瘡を含むあらゆる創傷が含まれる．つまり，より広範な病態を含む統一的な皮膚不全の概念として skin failure が用いられている．一方，2009 年に Shanks は，ASF を「血行動態の不安定性および / または主要な臓器系の障害によってもたらされる急性疾患と同時に起こる圧力関連損傷である」と定義した[39]．その後 Delmore は Shanks の定義を用いて急性重症患者に発生する ASF のリスク因子を調査し，末梢動脈疾患，72 時間を超える人工呼吸管理，呼吸不全，肝不全，重症敗血症 / 敗血症性ショックが ICU 患者の ASF の有意かつ独立したリスク因子であることを報告している[40]．ここで着目すべきは，報告された ASF のリスク因子には従来から指摘されている褥瘡のリスク因子と合致するものが多いという点である．特に重症敗血症 / 敗血症性ショックは，著者の研究においては褥瘡のリスク因子として同定されたパラメータでもあった[6]．ASF も敗血症性ショックも，急性循

環不全（低灌流）がベースとなって皮膚の変化を起こす，あるいは死亡率を増加させる病態である．つまり，急性重症患者に特有の病態である組織低灌流をベースとする虚血病態が，ASF のみならず褥瘡の発生に強く関連していると推察される．終末期の段階にある急性重症患者に“不可避褥瘡（UPI）”が発生するとするならば，それは ASF を呈する患者に同時に発生する褥瘡ではないかと筆者は考えている．しかしながら現在のところ，skin failure あるいは ASF について世界的に合意がなされた定義はない．そのため ASF と褥瘡との関連性は実のところ不明である．ASF の定義に関するコンセンサスを含めて，今後の研究による解明が必要であろう．

〔志村 知子〕

文 献

1) 日本褥瘡学会編：褥瘡予防・管理ガイドライン（第5版）．照林社，2022.
2) 日本学術会議臨床医学委員会終末期医療分科会：終末期のあり方について．
https://www.scj.go.jp/ja/info/kohyo/pdf/kohyo-20-t51-2.pdf
3) Shankar-Hari M et al：Developing a new definition and assessing new clinical criteria for septic shock：For the Third International Consensus Definitions for Sepsis and Septic Shock（Sepsis-3）. JAMA. 2016；315：775-87.
4) Ait-Oufella H et al：Understanding clinical signs of poor tissue perfusion during septic shock. Intensive Care Med. 2016；42：2070-2.
5) Hariri G et al：Narrative review：clinical assessment of peripheral tissue perfusion in septic shock. Ann Intensive Care. 2019；9：37.
6) Hartig F et al：Livedo racemose-the pathophysiology of decompression-associated cutis marmorata and right/left shunt. Front Physiol. 2020；11：994.
7) T. Shimura et al：Incidence of and risk factors for self-load-related and medical device-related pressure injuries in critically ill patients：A prospective observational cohort study. Wound Repair and Regeneration. 2022；30（4）. 453-67.
8) Nowicki JL et al：Are pressure injuries related to skin failure in critically ill patients?. Aust Crit Care. 2018；31（5）：257-63.
9) Coyer FM et al：Pressure injury prevalence in intensive care versus non-intensive care patients：A state-wide comparison. Aust Crit Care. 2017；30（5）：244-50.
10) Labeau SO et al：DecbICUs study Team；European Society of Intensive Care Medicine（ESICM）Trials Group Collaborators. Prevalence, associated factors and outcomes of pressure injuries in adult intensive care unit patients：the DecubICUs study. Intensive Care Med. 2021；47（2）：160-9.
11) Pittman J et al：Hospital-Acquired Pressure Injuries and Acute Skin Failure in Critical Care：A Case-Control Study. J Wound Ostomy Continence Nurs. 2021；48（1）：20-30.
12) Luncchini A et al：Incidence and risk factors associated with the development of pressure ulcers in an Italian general intensive care unit. Assist Inferm Ric. 2018；37（4）：181-8.
13) Cox J：Risk Factors for Pressure Injury Development Among Critical Care Patients. Crit Care Nurs Clin North Am. 2020；32（4）：473-88.
14) Bours GJ et al：Prevalence, risk factors and prevention of pressure ulcers in Dutch intensive care units. Results of a cross-sectional survey. Intensive Care Med. 2001；27（10）：1599-605.
15) Cox J et al：Identifying Risk Factors for Pressure Injury in Adult Critical Care Patients. Am J Crit Care. 2020；29（3）：204-13.
16) Cox J：Predictors of pressure ulcers in adult critical care patients. Am J Crit Care. 2011；20（5）：364-75.
17) Theaker C et al：Risk factors for pressure sores in the critically ill. Anaesthesia. 2000；55（3）：221-4.
18) Bliss DZ et al：Fecal incontinence in hospitalized patients who are acutely ill Nurs Res. 2000；49：101-8.
19) Junkin J et al：Prevalence of incontinence and associated skin injury in the acute care inpatient. J Wound Ostomy Continence Nurs. 2007；34：260-9.

20）Wishin J et al：Emerging options for the management of fecal incontinence in hospitalized patients. J Wound Ostoy Continence Nurs. 2008；35（1）：104-10.

21）田中マキ子：体位変換を形骸化しないアセスメントとスモールチェンジ法. 訪問看護と介護. 2016；21（2）：114-8.

22）Nanjo Y et al：Relationship Between Morphological Characteristics and Etiology of Pressure Ulcers in Intensive Care Unit Patients. J Wound Ostomy Continence Nurs. 2011；38（4）：404-12.

23）American Thoracic Society；Infectious Diseases Society of America：Guidelines for the management of adults with hospitalacquired, ventilator-associated, and healthcare-associated pneumonia. Am J Respir Crit Care Med. 2005；171：388-416.

24）Suka J et al：Incidence and outcomes of ventilator-associated pneumonia in Japanese intensive care units：the Japanese nosocomial infection surveillance system. Infect Control Hosp Epidemiol. 2007；28（3）：307-13.

25）日本集中治療医学会ICU機能評価委員会：人工呼吸器関連肺炎予防バンドル2012改訂版. https://www.jsicm.org/pdf/2010VAP.pdf

26）日本集中治療医学会. COVID-19重症患者に対する人工呼吸管理に関する注意点：2020. https://www.jaam.jp/info/2020/files/info-20200406_1.pdf

27）Santamaria N et al：A randomised controlled trial of the effectiveness of soft silicone multi-layered foam dressings in the prevemtion of sacral and heel pressure ulcers in trauma and critically ill patients：the border trial. Int Wound J. 2015；12（3）：302-8.

28）Santamaria N et al：The cost-benefit of using soft silicone multilayered foam dressings to prevent sacral and heel pressure ulcers in trauma and critically ill patients：a within-trial analysis of the Border Trial. Int Wound J. 2015；12（3）：344-50.

29）Peko L et al：Protecting prone positioned patients from facial pressure ulcers using prophylactic dressings：A timely biomechanical analysis in the context of the COVID-19 pandemic. Int Wound J 2020；17（6）：1595-606.

30）Solomon S et al：The refeeding syndrome：A review. JPEN. 1990；14（1）：90-7.

31）Van den Berghe G et al：Intensive insulin therapy in the critically ill patients. N Eng J Med. 2001；345（19）：1359-67.

32）ASPEN Board of Directors and the Clinical Guodelines Task Force：Guidelines for the use of parenteral and enteral nutrition in adult and pediatric patients. JPEN. 2002；261 suppl）：ISA-138SA.

33）日本静脈経腸栄養学会：静脈経腸栄養ガイドライン－静脈・経腸栄養を適正に実施するためのガイドライン第2版. 日本静脈経腸栄養学会編集, 南江堂, 2006.

34）Kudsk KA et al：. 1992；Ann Surg. 1992；215（5）：503-11.

35）SCALE：Skin Changes at Life's End. Wounds. 2009 Dec；21（12）：329-36.

36）Langemo DK et al：Skin fails too：acute, chronic, and end-stage skin failure. Adv Skin Wound Care. 2006；19（4）：206-11.

37）Levin JM：Skin Failure：an emerging concept. J Am Med Dir Assoc. 2016；17（7）：666-9.

38）Levine JM：Unavoidable pressure injuries, terminal ulceration, and skin failure：in search of a unifying classification system. Adv Skin Wound Care. 2017；30（5）：200-2.

39）Shanks HT：Skin Failure：a retrospective review of patients with hospital-acquired pressure ulcers. WCET. 2009；29（1）：6-10.

40）Delmore Bet al：Differentiating a Pressure Ulcer from Acute Skin Failure in the Adult Critical Care Patient. Adv Skin Wound Care. 2015；28（11）：514-24.

D. がん終末期の褥瘡

がん終末期の病態と褥瘡治療

1. 倫理的視点に基づいた目標設定（アウトカム）

がん患者の褥瘡の対応については，がんの進行に応じて，①その病態（全身状態，易感染性，倫理性，がん悪液質などの特徴的病態）を理解して（リスクアセスメント），②対策を講じていく（計画立案）必要がある．究極，創の閉鎖（褥瘡の治癒）を目指すのか，そうでないのかの選択に迫られることがしばしばである．がん終末期の褥瘡を取り扱ううえで，このことが他の場合と根本的に異なる点であり，倫理的視点に基づいた目標設定が必須でなければならない．すなわち，がんの終末期には他の場合とは異なる③アウトカムの変更・設定を求められることになる．よって本項では，がんの進行に伴う各病態の理解を深め，倫理的視点に基づいた目標設定をすることに重点を置いて解説する．

2. がん終末期の病態と褥瘡との関係

a 悪液質

がん悪液質はがんの進行とともに認められ，筋肉が減少することによって治療効果，QOL低下や生命予後に悪影響を及ぼす．紀元前1世紀頃から知られていた古い概念ではあるが，2011年に発行された「悪液質に対するガイドライン（EPCRCガイドライン）」ではがんの特性を考慮し，「通常の栄養サポートでは完全に回復することができず，進行性の機能障害に至る，骨格筋量の持続的な減少（脂肪量減少の有無にかかわらず）を特徴とする多因子性の症候群」と定義されている[1]．

悪液質は，代謝異常による異化亢進と，食欲不振によるエネルギー摂取量の減少が複雑に絡み合って発症するが，まだ不明な点も多い．悪液質の発生機序としては，①炎症性サイトカインの活性化による脂肪や筋肉の分解亢進，②肝臓では糖新生が亢進，③視床下部では食欲を促進する神経系の抑制と食欲を抑制する神経系の活性化のため，食欲不振が引き起こされる．また，④がん細胞が放出する物質そのものが骨格筋や脂肪を分解することや，がんの症状そのものが食欲不振を起こして，さらに悪液質を進展させる，⑤がんに伴う味覚変化や疼痛，うつ状

態なども悪液質を起こす一因，などが知られている（図 3-31）[2]．

また悪液質では，全身性の炎症による代謝異常と食欲の抑制に伴いさまざまな症状がみられる．主なものについて図 3-32 に示す[3]．

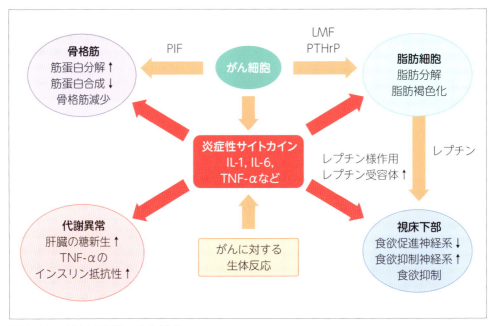

図 3-31　がん悪液質の発生機序
PIF：蛋白分解誘導因子，LMF：脂質動員分子，PTHrP：副甲状腺ホルモン関連蛋白.
（日本がんサポーティブケア学会ほか監：がん悪液質ハンドブック．p.9 2019 より作成）

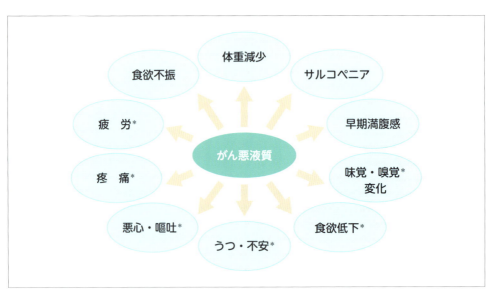

図 3-32　悪液質の病態生理（症状）
＊：NIS（nutrition impact symptoms：栄養状態に影響を与える症状）に関連する症状．
（日本がんサポーティブケア学会・Cachexia 部会ほか監訳：がん悪液質：機序と治療の進歩．p.42 2018 より作成）

1) 悪液質のステージ分類

がん悪液質のステージ分類および診断基準としては，欧州の専門家会議である EPCRC（European Palliative Care Research Collaborative）によるものが知られている（表3-17）[1]．

①前悪液質

悪液質に陥る前の段階で，早期介入により栄養ケアを行うことで悪液質への進展を予防することが期待できる．褥瘡についても積極的対応が望まれる．

②悪液質

前悪液質からさらに進展して，全身性の炎症と食欲不振による摂食不良が生じた段階であり，診断基準は，①6ヵ月以内に5％超の体重減少，②BMI＜20で2％超の体重減少，③サルコペニアで2％超の体重減少，のいずれかで，かつ経口摂取不良と全身炎症を伴うものとされる．この段階では，褥瘡の瘡の閉鎖は困難であり，アウトカムの変更が望ましい．例えば，感染を予防して残り少ない予後の安定を図る，敗血症を発生しないことなどをそのアウトカムとし，かつそれを医療スタッフのみならず，患者本人・家族とも共有することが必須である．

③不応性悪液質

悪液質がさらに進展し，がん治療にも抵抗性を示すようになった状態である．この段階はがん終末期と考えられ，緩和的治療が主体である．予後予測期間は3ヵ月未満とされる．褥瘡のアウトカムは患者本人の苦痛を避けることを最優先とし，骨転移などにより体位変換の痛みや負担が大きい場合はこれさえも見送ってもよい．

表3-17　がん悪液質のステージ分類

前悪液質 (precachexia)	体重減少 ≦ 5％ 食欲不振 代謝異常を伴う
悪液質 (cachexia)	①体重減少 ≧ 5％ ②BMI＜20，体重減少＞2％ ③サルコペニア，体重減少＞2％ ①，②，③のいずれか 経口摂取不良 / 全身炎症を伴う
不応性悪液質 (refractory cachexia)	がん悪性質のさまざまな状態 異化亢進かつ抗がん治療に抵抗性 PS*の低下（3または4） 生命予後＜3ヵ月

* : performance status.

（Fearon K et al：Definition and classification of cancer cachexia：an international consensus.
Lancet Oncol. 2011；12 (5)：489-95 より作成）

2）悪液質の治療法

　早期から積極的な対応が望まれるが，正確な診断の難しさや発症要因の複雑さから，標準治療は確立していないのが現実である．しかし最近では，栄養状態の悪化を防ぐための薬物療法，栄養療法，運動療法など，患者の状態に合わせて組み合わせ，体重減少や栄養不良をなるべく抑えて，その後の進展を予防する試みがなされている．

3）悪液質まとめ

　悪液質は，主にがんなどの慢性疾患に伴って生じる，骨格筋量の減少や食欲不振を主病態とする代謝異常の症候群である．その発症メカニズムは複数の要因が関与した複雑なものであり，正確な評価基準や診断手法，標準治療は定まっていない．

　しかし，栄養状態が維持・改善可能な早期の段階で積極的に介入することが重要であり，経口補助食品を活用した栄養療法，患者の状態に合わせた運動療法，有効性が期待される薬物療法を適切に組み合わせて栄養状態の維持・改善，骨格筋量の維持を目指し，悪液質の進行をなるべく遅らせることが現在，推奨されている．

4）褥瘡との関係

　悪液質の早期段階（前悪液質）のうちは積極的対応が望まれる．一方，悪液質・不応性悪液質の段階に至る場合は，できればその前に褥瘡治療のアウトカムの変更を提案し，患者本人・家族とも共有しながら，悪液質の進行に合わせて計画的にアウトカムを変更していくことが望ましい．

b 低栄養

　がんの進行とともに悪化・進行する．がんによる栄養の搾取，各種薬物，放射線療法，精神的不安などさまざまな要因による食欲不振が慢性的に長期化するため，低蛋白（特に低アルブミン）血症，貧血，ビタミン欠乏症に陥る．がん悪液質による影響も大きい．亜鉛などの微量金属の消耗・枯渇にも留意する．

褥瘡との関係

　褥瘡を生じた場合の治癒機転の妨げとなる．

c るい痩

　慢性的・長期的低栄養からくる極端な体重減少，骨棘の突出，皮膚のゆるみが生じる．

褥瘡との関係

　褥瘡が生じやすいハイリスク状況を生む．全身性に多発性に褥瘡を生じる（**図 3-33**）．また，一見，骨棘の突出した部位からそれた部位に褥瘡が生じた例，下肢や側胸部に縦に細長い褥瘡が発生した例は皮膚にゆるみを生じている場合の

典型例であり，褥瘡発生メカニズムの理解や除圧時の工夫において注意を要する（図 3-34）．

d 浮　腫

静脈還流不全による末梢循環不全や低栄養（低蛋白血症）による血管内浸透圧低下によりサードスペース（この場合主に皮膚・皮下脂肪の組織間質）に体液水分が流出した状態を浮腫という．発生原因を改善しなければ根本的な改善は得られないが，実臨床では制御できないがんの進行がその最上位にあることから根本的改善が得られにくい．

褥瘡との関係

褥瘡発生には大きなリスクとなる．対策としては患者・家族，ひいては医療者において今，やれることから始めることが一番であろう．全身的には循環動態の改善（投与水分の抑制，利尿，強心配糖体など），低栄養の是正などである．局所的には患肢挙上，弾性着衣（弾性ストッキング），マッサージ，温浴などがあげられる．実施にあたり主科・看護師のみならず多くの医療スタッフ（内科，皮膚科，リハビリテーション科，薬剤師，栄養士，理学療法士，皮膚・排泄ケア認定看護師など）と協議・カンファレンスを行う．

e 末梢循環障害

全身状態の悪化や低栄養（低蛋白血症），浮腫，血栓，腫瘍塞栓などにより末梢循環不全が生じる．

褥瘡との関係

褥瘡の発生原因にも治癒遅延にもなりうる．ビタミンA（内服・外用：ユベラ®軟膏），抗血小板薬の内服，ヘパリン類似物質含有軟膏が有効なこともある．浮

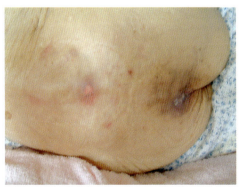

図 3-33　るい痩のため全身性に多発性に褥瘡を生じる

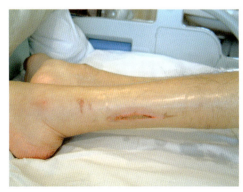

図 3-34　下腿に生じた縦に細長い褥瘡

腫の対策とも重なるがマッサージ，温浴もよいと思われるが，一方，湯たんぽ，電気あんかは厳禁である（循環不全がある場合には低温熱傷の危険があるため）．

f がん疼痛

　がんの進行による局所の痛みだけでなく，全身痛があり，オピオイドによるコントロールが必須となる．

褥瘡との関係

　疼痛（特に骨転移による痛み）により，特定の体位しかとれないことがあり，褥瘡の治療・予防のための体位変換が困難なことがある．骨転移の薬物治療・放射線治療に加え，オピオイドなどによるがん疼痛の専門家に疼痛コントロールを依頼するのが望ましい．究極の選択肢として，褥瘡の悪化や予防対策（疼痛を伴う体位変換）を諦め，疼痛対策を優先しなければならない場合もある．

g がん性皮膚潰瘍

　がんまたはその転移巣が皮膚を突き破って表出した場合を fungating cancer wound と呼ぶ．ここに及ぶ以前に手術・放射線治療，薬物治療を尽くされていることが多く，追加の妙案がないことがほとんどである．しかし，患者や家族，あるいは医療者側には突然の出血，多量の滲出液，二次感染，疼痛，悪臭など問題は山積みである．

褥瘡との関係

　これ自体が難治であるが，褥瘡発生部位に近いところに生じるとさらに難渋することが多い．モーズペーストや亜鉛華デンプン末を用いた外用療法が有効なこともあるが，用法が専門的であり，専門家（使い慣れた皮膚科医や皮膚・排泄ケア認定看護師）に依頼することがよいであろう．

h 薬物療法による皮膚障害

　いずれのレジメンでも少なからず皮膚障害があり，なかでも分子標的薬のEGFR阻害薬では高頻度（ほぼ必発）に皮膚乾燥（dry skin）が生じる（図 3-35）．また，ざ瘡様皮膚炎も同様に高頻度に生じるが，外力の集中する部位に好発するので褥瘡との鑑別・治療が困難なことがある（図 3-36）．

褥瘡との関係

　薬物療法による皮膚障害が褥瘡の発生原因となる．汗腺・皮脂腺の抑制・萎縮も相まって，皮膚のしなやかさ，伸展性を失い，わずかな外力で亀裂を生じ，褥瘡発生を助長する．皮膚乾燥は顕彰化してくるよりもずっと前から生じており，抗がん薬投与の 2〜3 週目，あるいはもっと前から保湿剤などによる予防が重要

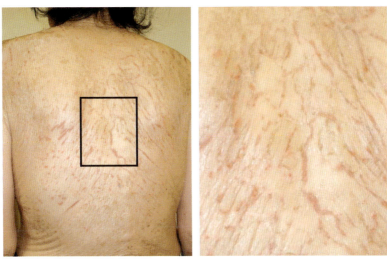

図 3-35　EGFR阻害薬（ラパチニブ）による乾燥性皮膚炎（ひび割れ状皮疹）

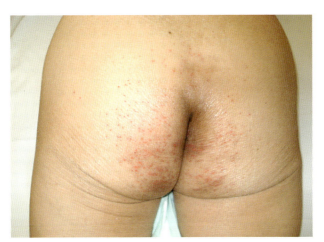

図 3-36　EGFR阻害薬（エルロチニブ）によるざ瘡様皮膚炎
圧力部に集中して小潰瘍・びらんを生じる．

とされている．

放射線治療による皮膚の菲薄化・脆弱化

放射線照射を受けた皮膚では汗腺・皮脂腺の萎縮により皮膚乾燥（dry skin）に陥りやすく，急性期よりは晩性期に皮膚の菲薄化・脆弱化を招く．

褥瘡との関係

放射線治療による皮膚の菲薄化・脆弱化により褥瘡発生が助長される．またひと度褥瘡が発生してしまうと，治癒機転は困難なことが多い．

j 免疫力低下

担がん患者は少なからず免疫力が低下している．そしてその進行とともに免疫力も低下していく．その指標となる明確なマーカーはないが，易感染性となることは周知である．例えば帯状疱疹や肺炎も一例であるが，褥瘡の二次感染も生じやすい．

褥瘡との関係

とりわけ，がん終末期における褥瘡の感染は容易に敗血症を誘発し，その短い予後をさらに悪化させることになりかねない．ここまで進行した状況下では褥瘡の創の閉鎖をアウトカムにすることは無意味であり，患者本人・家族のみならず，医療者のモチベーションや褥瘡対策の根幹を揺るがすものとなってしまう．よって，アウトカムを変更し，例えば「褥瘡からの敗血症を招かないこと」とすると，目的は褥瘡の創の閉鎖ではなく，敗血症の回避となり，日々の褥瘡対策や処置の意義が新たに生じ，達成度やモチベーションアップとなる．このように，具体的な褥瘡対策は大きな変わりがない場合であっても，その目的やアウトカムを変更することはがんの終末期には必要な手段であり，これを患者・家族・医療者間で共有することが最も重要となる．

3. がん終末期の褥瘡治療

前項で「2．がん終末期の病態と褥瘡との関係」を述べたが，これに基づいてがん終末期の褥瘡治療について述べる．しかし，具体的な目標設定と局所治療については次項 3-D-2 の「3．緩和ケアとしての褥瘡ケア（がん末期の褥瘡ケア）の実際　b 目標設定および d 局所治療」の項を参照していただきたい．

a 局所治療

目標設定により局所治療を行う場合，以下の二者択一になる．

1）創の改善を目標とする場合

根本要因の分析でその要因を取り除ける，あるいは軽減できると判断すれば，褥瘡の予防改善あるいは治癒を目標とする局所治療を行う．具体的なケアやマネジメントは次項を参照して行えばよい．しかしそのなかでも，最も重要かつ必須なことは「医療チーム・家族の完全な合意」であることを強調したい．多職種による十分なカンファレンスや本人・家族との十分な話し合いにより，全員の納得のいく完全な同意を得ることが尽くされなければならない．そのうえに立って，がん終末期の病態の特殊性を考慮した局所治療を行う．

2）創の改善を目指さず，感染予防・苦痛緩和を目標とする場合

上記と同様に目標設定と局所療法の選択となるが，これが最も困難と思われる．

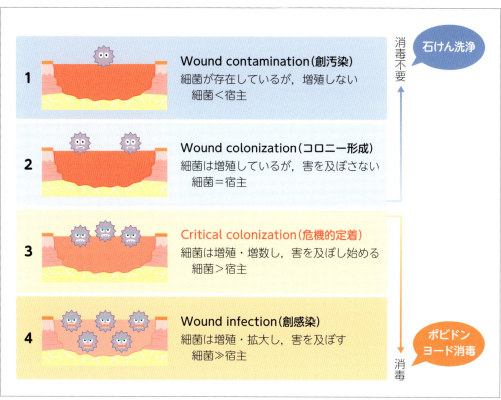

図 3-37 創における細菌の存在の仕方

特に家族の同意を得ることに熱量(エネルギー)と努力を要することが多い．「創の改善を目指さない」ことに合意を得るには緩和医療の根本から話し合い，がん終末期の病態の特殊性を理解してもらわなければならないからである．

b 全身的治療

　全身状態の堅持を最優先し，全身症状の悪化を招かないように目標設定をしなければならない．そのうえで，がん終末期の病態の特殊性を考慮した全身治療と局所治療を選択する．そのなかでも最も優先すべきは感染の拡大の予防である．がん終末期の病態の特殊性を考慮し，「創の改善を目指さない」代わりに，感染の入り口を抱えている以上，ここから「敗血症」を招いてはならない．徹底した洗浄と消毒によりWound colonization(コロニー形成)にとどめ，決してCritical colonization(危機的定着)以上にしてはならない(図3-37)．そのためのモニタリングとして，発熱と炎症所見の観察が必須である．

〔清原 祥夫〕

文献

1) Fearon K et al：Definition and classification of cancer cachexia：an international consensus. Lancet Oncol. 2011；12（5）：489-95.
2) 日本がんサポーティブケア学会ほか監：がん悪液質ハンドブック. 2019.
http://jascc.jp/wp/wp-content/uploads/2019/03/cachexia_handbook-4.pdf
3) 日本がんサポーティブケア学会・Cachexia 部会ほか監訳：がん悪液質：機序と治療の進歩. 2018.

がん終末期の褥瘡ケア

はじめに

褥瘡医療の進歩でその有病率，発生率が抑えられるようになったことは周知のごとくである．しかし一方で，知識，技術，資源を駆使しても防ぎきれない，改善させられない褥瘡があることも認識されるようになった[1]．がん終末期に起こる褥瘡の一部はその代表である．がん終末期の褥瘡ケアにとって重要なことは，褥瘡の要因を正しく分析し，その状況から褥瘡を改善させられるか否かなどを判断して目標設定し，この目標に基づいてケアを行うことである．そしてこれら一連の過程を，全人的ケアを尊重する緩和ケアとして展開することである．

1. がん終末期の褥瘡

a 発症の時期

がん疾患では死の 2 ヵ月程前までは比較的長く身体機能が保たれた後に，病状が悪化して死に至るという軌跡[2]（図 3-38）をたどることが知られている．がんの臨床ではこの軌跡において急下降する時期を終末期ととらえ，患者はこのタイミングで在宅療養から緩和ケア病棟などの入院療養に移行することが多い．がん患者の療養のプロセス（図 3-39）においては，延命期を経過して死が近づき，延命のためのがん治療を行わなくなった時期にあたる．この終末期とされる段階で

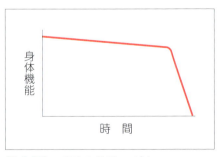

図 3-38　病みの軌跡　がん

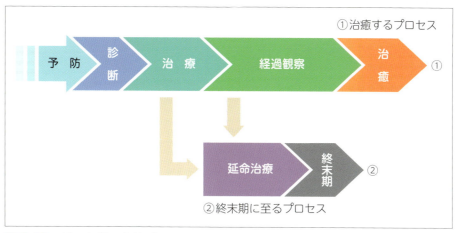

図 3-39　がん患者の療養プロセス

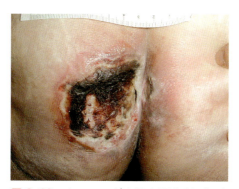

図 3-40　かつてのがん終末期患者の褥瘡
褥瘡対策が未熟であった時代にみられた重症の褥瘡.

発生する褥瘡が，がん終末期の褥瘡である．

b 症　状

　褥瘡対策が未熟であった時代には，ほとんどの褥瘡が重症化することが大きな問題であった[3]（図 3-40）．しかし現在では，褥瘡対策が徹底されている医療施設では，発見時は真皮までの面積の小さい浅い褥瘡として見つかることが多い．深さは浅く面積は小さいが，全身あるいは仙骨部，脊柱部などの部位に複数が存在する多発性であることが特徴のひとつであるといえる[4]（図 3-33，3-34 参照）．また骨のない部分に発生することもある．発見時は軽症でも，その後全く改善しなかったり，急速に悪化することがある．また突然に，黒い壊死のある褥瘡が，仙骨などに長径数 cm 以上の面積をもって現れることがある．これは死が近い時期に現れるいわゆる Kennedy terminal ulcer（KTU）[5]であると考えられる．KTU が褥瘡であるか否かの議論はあるが，仙骨部など体圧のかかる部位に発生するこ

とから考えると，現段階では褥瘡の一種と筆者はとらえている.

C 要　因

　がん終末期の褥瘡の最大の特徴は，褥瘡の要因である体圧，摩擦，ずれなどの応力と組織耐久性の低下を発生させるに至る根本要因として，複雑多様ながん終末期のがんの症状と，その症状を緩和するためのがんの症状マネジメントが存在することである.

1）根本要因となる終末期がんの症状

　体圧，摩擦，ずれなどの応力を発生させるものとして，るい痩による全身の骨突出，急激な筋肉の減少による臀部の皮膚のゆるみ，下半身の浮腫などがあり，これらはがん悪液質からきているものが多い. 組織耐久性の低下を起こさせる症状には，低蛋白，電解質異常，亜鉛など微量元素異常，貧血，ビタミン不足などの栄養状態がある. これらも同じく悪液質からきているものが多い.

　皮膚の浸軟や皮膚障害は病的瘻孔やがん性皮膚潰瘍の排液，また失禁状態などから，皮膚障害，皮膚乾燥，皮膚の非薄などの皮膚症状は薬物療法，放射線療法の副作用として発症していることが多い. 全身性には原発あるいは転移がんの進展や増悪による易感染性がある.

2）根本要因となる症状マネジメント

　がん疼痛，呼吸困難感，倦怠感，胸水あるいは腹水などによる苦痛を緩和するためのファーラー位，頭挙位，起坐位，患者が自然にとる同一体位の持続などが体圧，摩擦，ずれなどの応力を発生させる.

　疼痛緩和や消化管閉塞への対策として行われる放射線療法，薬物療法の副作用などは紅斑，びらん，潰瘍などの皮膚障害，皮膚の非薄，皮膚の乾燥を起こす. 失禁に対応するおむつの使用は皮膚の浸軟，皮膚障害を起こす. 褥瘡，がん性皮膚潰瘍，瘻孔からの排液吸収のガーゼドレッシングなども同様である. これらは組織耐久性の低下の根本要因としてあげられる.

2. 緩和ケアとしてのがん終末期の褥瘡ケア

　がん終末期に起こる創傷・皮膚障害には，スキン–テア，がん性皮膚潰瘍，治療関連皮膚障害，失禁関連皮膚炎 incontinence associated dermatitis（IAD），褥瘡，帯状疱疹などがある. これらの特徴は，がん終末期の病態によって起こっていることで，その発生や治癒過程ががんの増悪に大きく影響されていることである. 前項で述べたように，褥瘡はがんの症状と症状マネジメントを根本要因としており，その因果関係は明らかである. その意味において褥瘡はがん終末期の代表的

D. がん終末期の褥瘡

な症状のひとつであるといってよい．このことからがん終末期の褥瘡ケアは緩和ケアの一環として展開されるべきである[6]．

a 緩和ケアとしての褥瘡ケアとは

WHO では，「緩和ケアとは，生命を脅かす病に関連する問題に直面している患者とその家族の QOL を，痛みやその他の身体的・心理社会的・スピリチュアルな問題を早期に見出し的確に評価を行い対応することで，苦痛を予防し和らげることを通して向上させるアプローチである」[7]と定義している．これに従い，緩和ケアとしての褥瘡ケアとは，褥瘡を限局的な問題ではなくがん終末期の身体的・精神的・社会的，スピリチュアル的な問題の統合された全人的苦痛のひとつとしてとらえて対応することであると筆者は考えている．

b 重要点

緩和ケアとしての褥瘡ケアにおける特に重要な事項は以下である．

1) 倫理的な目標設定

目標については，褥瘡とその根本要因となるがんの症状，症状マネジメントとの関係を十分に分析して設定する．その結果，褥瘡改善を目標とできないと判断されることも多い．このような場合でも，医療者の固定概念や希望的判断によって，あるいは習慣的に改善を目標にあげてしまうことがある．しかし要因分析によって不可能となった褥瘡の改善を目標にあげることは，「創傷は要因によって発生する」という創傷治癒の原則的理論に反している．この状況では，褥瘡の改善を達成できないばかりではなく，患者の症状マネジメントの現況を悪化させ，患者に無益な苦痛を強いることになる．医療者としての希望や願望に惑わされず，褥瘡の要因分析から適切な目標を設定することが医療倫理としても大変重要である．

2) 病状変化の速度への対応

病みの軌跡でも述べられているように，がん終末期の病状変化の速度は速い．日の単位で変化していくことは通常であるが，時間単位の変化の場合もある．この速度に沿って頻回に，多職種あるいは担当医療者でカンファレンスや advance care planning（ACP）を行い，速度と状況に合わせて目標を修正したり，治療とケア方法を変更していくことが肝要である．

3) すべての患者が対象となる予防

がん終末期では，リスクアセスメントツールで判断された患者のみならず，何らかの褥瘡の根本要因を必ず保有しているという点ですべての患者が褥瘡予防の対象となる．発生した場合と同じく，予防段階においても，がん終末期の症状お

よび症状マネジメントとの関係を分析することが重要である.

4) ACP における全人的検討

緩和ケアでは，患者の意思や意向を尊重した医療を行うために，ACP が推進されている．ACP は将来の意思決定能力の低下に備えて，患者と医療・福祉関係者，家族が患者の将来の医療やケアの希望や，生命維持に対する意向について話し合うプロセスである[8]．がん終末期の場合には，患者の死期が近いので，常に現在を検討していくこととなる．このプロセスの全人的な検討のなかで，褥瘡の発生や悪化のリスク，目標に関する判断，治療とケアの方法などを取り上げ，患者本人，家族も含めた医療チームで話し合っていくことが必要となる．

5) 家族のスピリチュアルな安寧

褥瘡がケアの不足で発生するという知識が社会に普及しているので，褥瘡が発生すると，家族は大切な家族である患者が，死期に及んで十分なケアを受けていないのではないかと感じ苦しむ．そこで，患者の褥瘡の発生や悪化の要因ががん終末期の病状と密接に関連していること，十分に検討しケアされていることを家族に説明する．特に在宅療養の場合には，直接の介護者である家族が自責の念をもったり，他の家族や親戚などから責められたりすることのないように，他の家族なども含めて十分に説明することが大切である．がん終末期の患者の家族にとって，褥瘡情報はバッドニュースのひとつである．これらの説明を丁寧に，親身に行うことは，さまざまな葛藤を抱えながら患者を見守る家族がスピリチュアルな安寧を保つために，きわめて重要である．

6) 多職種チーム医療による集学的医療

疼痛や倦怠感などの終末期がんの症状を緩和する，疼痛コントロールや呼吸苦への対応など症状マネジメントのレベルを上げるなどのためには，患者の担当医療チームと多職種の協働による集学的医療が必須である．

例えば骨転移による疼痛を現状よりさらに緩和するには，WHO 方式による疼痛マネジメントのレベルアップ，緩和的放射線治療，薬物療法，神経ブロックなどを患者の担当医療チームと緩和ケアチーム，放射線科チーム，麻酔科チームなどによる多職種チームで進めていく．呼吸困難感，倦怠感など，難治性の症状緩和や症状マネジメントはすべて多職種チームの協働が必要である．

3. 緩和ケアとしての褥瘡ケア（がん終末期の褥瘡ケア）の実際

がん終末期の褥瘡の治療とケアを緩和ケアとして展開する方法について，アルゴリズムを作成した（図 3-41）．これを用いて解説する．

D. がん終末期の褥瘡

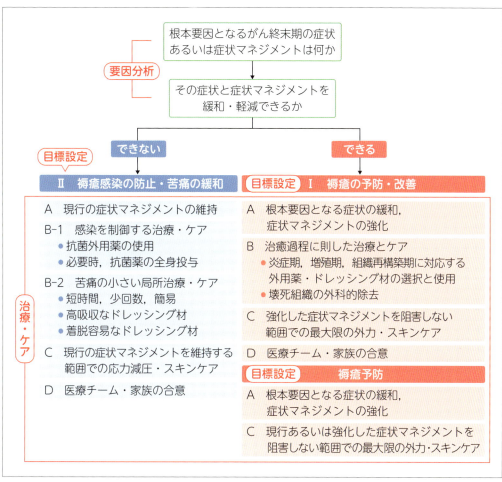

図 3-41　がん終末期褥瘡の治療とケア

a 要因分析

1) 要因分析の概要（図 3-41：要因分析の部分）

　目標とその達成方法を決定するための大切なプロセスである．ここでは褥瘡発生時点での，体圧など応力と組織耐久性を起こさせている根本要因のがんの症状あるいは症状マネジメントを把握し，これらを現時点より緩和あるいは軽減できるか否かを判断する．

　根本要因は，がん終末期症状とその症状マネジメントという関係で複雑に絡み合って存在している．この関係性のなかで，特に体圧を発生させる根本要因について十分に検討することが重要である．

2) 具体例

　不応性悪液質による強度のるい痩で全身に骨突起があり，かつ呼吸困難で常時酸素投与をしながら起坐位をとっている患者の仙骨部に，真皮を超える長径3cm

ほどの褥瘡を発見したとする．この場合，るい瘦と起坐位の持続が根本要因である．強度のるい瘦は不応性悪液質の状態により起こっていることからこれを改善することはできず，また呼吸困難についても難治性で起坐位が重要な症状マネジメントとなっており，到底これを解除することはできないという状況であったとすれば，この場合には根本要因を緩和，軽減することはできないと判断する．

　一方，同じような条件の患者であっても，起坐位ががん疼痛緩和のためにとられていて，現時点よりもさらに WHO の疼痛ラダーのレベルを上げてその疼痛を緩和できると予想できれば，根本要因である起坐位を軽減できると判断することになる．

b 目標設定（図 3-41：目標設定の部分）

　要因分析から褥瘡ケアの目標を決定する．目標は二者択一となる．がん終末期は病状変化が速いので，いったん目標を設定しても，病状の変化に合わせてそのつど検討し，目標設定について検討していく．

1）褥瘡の改善（図 3-41：Ⅰ 褥瘡の予防・改善の部分）

　根本要因の分析でその要因を取り除ける，あるいは軽減できると判断すれば，褥瘡の予防，改善あるいは治癒を目標とする．

　この目標を達成するために，以下の 4 つの実施項目を置く．

①A．根本要因となる症状の緩和，症状マネジメントの強化
②B．治癒過程に則した治療とケア
③C．強化した症状マネジメントを阻害しない範囲での最大限の外力・スキンケア
④D．医療チーム・家族の合意

2）褥瘡感染の防止，苦痛の緩和（図 3-41：Ⅱ 褥瘡感染の防止・苦痛の緩和）

　根本要因の分析でその要因を取り除ける，あるいは軽減できないと判断すれば，褥瘡感染の防止・苦痛の緩和を目標とする．この目標を達成するために，以下の 4 つの実施項目を置く．

①A．現行の症状マネジメントの維持
②B．感染を制御する治療・ケア，苦痛の小さい局所治療・ケア
③C．現行の症状マネジメントを維持する範囲での応力減圧・スキンケア
④D．医療チーム・家族の合意

c ケ ア

　図 3-41 の展開に必要ながん終末期に関する経験値を含めた知識と技術について以下に示す．

1) 褥瘡と終末期がんの症状，症状マネジメントとの関係

①がん悪疫質 [9, 10] に起因する症状

がん悪疫質はがん終末期のさまざまな症状を起こす．るい痩による骨突起や皮膚のゆるみ，浮腫，倦怠感，低栄養などはがん悪液質に関連している症状であり，これらが褥瘡の根本要因となっている．これらの症状を改善するには，がん悪液質の改善が必要である．悪液質の早期段階（前悪液質）のうちは積極的対応により改善の可能性があり，最近では内服薬などによる治療が検討されている．しかし不応性悪液質の段階に至る場合は，改善は困難となる．がん終末期では不応性悪液質の段階にあることが多く，したがってこれらの症状の改善は困難となる．

②がん疼痛 [11]

がん疼痛は進行がん患者の80％に起こるがん終末期の患者にはきわめて頻度の高い症状である．疼痛の部位，侵害受容性かあるいは神経障害性疼痛かといった疼痛の種類などが判断され，WHOの除痛ラダーに基づいてコントロールが行われている．併せて側臥位や頭挙位などを持続的にとることを対策としている場合が多い．現行で不十分な場合には，除痛ラダーのレベル，エアマットのモード，看護師によるレスキュードーズ，病床環境因子や心理的因子などについて再検討する．緩和ケアチームや，疼痛コントロールチームの介入などの多職種の協働によって，現状よりもよい状態を期待できる方法を見出せる可能性もある．しかし，さらに現状を変えることができず，体位制限などを加える結論に至ることもある．

③呼吸困難 [12]

がん患者の50％前後が自覚する呼吸困難は，疼痛と並んでがん終末期の代表的な症状で，発生頻度が高く苦痛が強い．症状緩和に必要なファーラー位，起坐位，頭挙位の持続などによって，仙骨部，坐骨部の褥瘡の根本要因となることが多い．原因はさまざまで，症状の緩和については酸素療法，医療用麻薬などの薬物療法などが一般的であるが，日本緩和医療学会のガイドラインに沿い集学的治療を行うなど，高い専門性が必要となる．症状の緩和ができれば，ファーラー位，起坐位など頭挙位の状況を改善することが期待できる．患者の担当チームと，緩和ケアチーム，理学療法チームなどとの協働が必須である．

④せん妄

がん終末期には，程度の差はあるが85％という高い頻度で発生する．せん妄の症状は傾眠レベルから目的はなく歩き回ったりする不穏行動までさまざまである．患者に可動性，活動性がある場合には，ベッド上でのずり落ちや繰り返す落ち着きのない体動などで，摩擦やずれを発生させ，これによって褥瘡が発生する．対応には，専門学会のガイドラインを参考にするなど腫瘍精神科チームや緩和ケアチームによる専門性の高い介入が必要となる．

⑤皮膚障害，皮膚乾燥，皮膚の菲薄

　終末期であっても薬物療法や放射線療法を受けている，あるいは最近まで受けていたなどの状況で発症する．また皮膚乾燥は高齢者の特徴でもある．これらの組織耐久性の低下となる症状に，体圧などの応力が加わると褥瘡必発となる．

　発疹，びらん，潰瘍などを起こしている場合には，皮膚科の診察による外用薬などの治療が必要である．皮膚障害なかでも分子標的薬の上皮成長因子受容体epidermal growth factor receptor（EGFR）阻害薬では高頻度に皮膚乾燥が起こる．これには保湿剤の塗布で対応する．また放射線療法などで起こる皮膚菲薄にも保湿剤で対応する．易感染状態からの影響を受けて感染のリスクもあるので注意する．

⑥皮膚の浸軟，IAD

　一般状態の低下，消化管の機能低下や閉塞などによる下痢などで，陰部や臀部の浸軟，IADなどが起こっていると，部位的にも皮膚状態的にも褥瘡のハイリスク状態となる．IADでびらんや潰瘍になっている場合には，皮膚科の診断による外用薬の塗布が最も有効である．そのうえで，保湿剤の塗布，寝衣やおむつ交換，ドレッシング材の使用などスキンケアを駆使して対応する．重症の下痢には，止痢薬や腸蠕動抑制薬の内服なども行われる．

2）がん終末期の褥瘡に特有なケア

　褥瘡の減圧ケア，スキンケアはすでに一般化されている．そのなかで，がん終末期の褥瘡ケアに特有なケア，または一般化したケアを変法して行うケアについて示す．

①ツール，スケールの選択的利用

［リスクアセスメントツール］

　リスクアセスメントについては，がんの症状が強く表れていない前悪液質の時期や状態であれば，がん終末期の症状との関連を加味しつつ，ブレーデンスケール，褥瘡危険因子評価表ツールなどを用いる[13]．しかしがんの症状が強くなっている不応性悪液質状態では，がん終末期の症状が褥瘡の根本要因として大きくなっているので，これらのスケールを利用しても褥瘡のリスクを把握することはできない．したがってこの段階に入ると，要因分析に重点を置き，リスクアセスメントツールを利用しないことが多い．今後，がん終末期専用の褥瘡リスクアセスメントツールの開発が期待される．

［状態・経過判定アセスメントツール］

　目標を「褥瘡の改善を目指す」とする場合にはDESIGN-R®2020で経過を観察する．ただしこのツールには詳細なデータが求められ，褥瘡の観察に時間がかかる，観察者に習熟が必要である，などの臨床実践上の難点がある．そこで目標を褥瘡の感染の予防と苦痛の緩和にした場合には，NPUAP/EPUAPによる分類など，

褥瘡状態を最も進行している部分で把握する重症度スケールを用いる．このスケールを用い，褥瘡の経過を追うことよりも現在の褥瘡の状態を把握することに重点を置く．また写真撮影など活用して，ケアの終了後に改めて判定するなどで観察時間をできる限り短縮することを心がける．

②除圧寝具の検討

[ウレタンフォームマットレスの標準使用]

　がん終末期の患者の多くはるい痩状態にあるので，ウレタンフォームマットレスを標準使用とする．個別の条件として，疼痛マネジメントや呼吸困難対策がある場合には，適応を検討して選択しない場合もある．

[高機能エアマットレスの選択と調整]

　エアマットレスは大きく分けると静止型と圧切替型とに分かれるが（**図 3-15**，**表 3-8** 参照），現在はその両方を自在に使い分けられる高機能エアマットレスが主流である．高機能エアマットレスは静止モード，圧切替モードが自在であり，患者の症状との調整が可能である．

- 静止モードの選択：エアマットレスが動かず，患者の身体とマットレスとの接触面積を増やして分圧するために，身体の安静が保たれる．骨転移や皮膚転移など外力が加わることによって増強する末梢性の疼痛がある，麻薬や鎮静薬によって不穏やせん妄を緩和している，睡眠を維持している，などの患者に適応となる．

- 圧切替モードの適応：セルへのエアの注入を時間的に調整して，患者の体圧が高くなる部分を短時間で移動させていくもので，全体的な効果は静止型より高い．欠点として，マットレスが動くので患者の疼痛が増強したり，不快に感じたり，疼痛や嘔吐を誘発したり，鎮静状態を妨げたりすることがある．組織耐久性の低下があるので，圧切替すら応力となったり，皮膚が伸展したり挟まれたりして皮膚損傷を起こす危険性がある．また，セルに厚さがあることでマットレスの高さが高くなり，患者に転落の危険が起こることにも注意が必要である．

[スモールチェンジ（身体の置き直し）の活用]

　クッションやタオルなどを利用し，腰や肩，足首など身体の一部をわずかに動かしたり持ち上げたりし，その部分を1時間くらいの短時間で移動させて体圧分散を図る体位変換法である．この機能を搭載している高機能エアマットレスも市販されている（**図 3-25** 参照）．圧切替型よりも体圧移動の効果は小さいが，身体を大きく動かさないことが良点で，疼痛コントロールを行っている患者，安静や睡眠などを維持したいがん疼痛のある患者，倦怠感の強い患者などに適している．

[離被架の活用]

　るい痩の状態が強く，全身に骨突起が起きている場合には，夏掛けなどの軽い

掛け物の微力な重みすら応力となって，身体の表側の足の基節骨や中足骨部分に褥瘡を発生させることがある．このような場合には離被架を使用する，あるいは箱やタオルなどを用いて離被架的工夫で荷重を減らす．

[症状による体位変換・ポジショニング]

- 呼吸困難がある場合：すべり力は挙頭角度45度で最大になるので，これより小さいか超える角度を保つと身体がすべらず，ずれと摩擦を予防できるとされている．しかしその角度を患者が苦痛で維持できなければ，結局外れたり，すべったりしてずれと摩擦を発生させてしまう．呼吸困難を緩和する挙頭位，坐位では，患者が最も楽であると感じる角度に設定することが何よりも大切である．そのうえで，クッションや枕を多用して，体圧を分散させたり，身体を固定して，摩擦とずれを最小限に抑える．

- 浮腫がある場合：浮腫を起こしている部分のみではなく，大きめの体位交換用枕などを使用して体全体の体圧分散を図る．90度側臥位時では，むくんだ半身の体重が反対側にかかってしまうので，体全体を30度側臥位など角度の小さい体位とするなどである．

- 失禁がある場合：がん悪液質による浮腫や低栄養などで組織耐久性が低下していることに加えて，おむつ内の皮膚は排泄物の接触による皮膚の浸軟や皮膚炎などで容易に損傷し表皮剥離が起こりやすい状態となっている．そこで，挙頭位をとるときには，可能であればベッドの角度を30度以下とし，時間を短時間に制限する．ファーラー位になる場合は上体の重みで体が徐々にずり落ちるため，ずり落ちないように工夫する．またおむつ交換時やシーツ交換時には，複数の看護師で行い，患者の余分な動きをなくし，患者の体を持ち上げるようにして行う．

③全身的スキンケア

全身の骨突起，皮膚の乾燥・菲薄など，全身的な褥瘡ハイリスク状態にあるので，可能であれば，入浴やシャワー浴，臥位でのミストシャワーやストレッチャーを利用したシャワー浴など，全身を洗浄・保湿できる方法がよい．また同様に，保湿剤などによる全身の保湿はきわめて大切である．

全身浴が不可能な患者については，IADと褥瘡の好発部位である陰部や肛門の部分洗浄などを毎日行う．

④在宅褥瘡ケアに関する調整

在宅療養の場合には，家族のケア力に応じた，在宅療養でも可能な治療とケア方法を検討する．ケアを訪問看護師や介護施設のスタッフに託す場合には，書面や電話で必要事項を伝達する．また必要な薬剤やドレッシング材などについて，家族が困らないように，訪問看護師，医療機器販売店などと調整する．担当医，

あるいは緩和医療科の外来などの受診に合わせて，褥瘡外来あるいはこれに相当する外来に受診調整を行う．

d 局所治療（図3-41：Ⅰ，ⅡのBの部分）

局所治療法について，目標別に示す．

1）Ⅰ褥瘡の予防・改善が目標の場合

対象の褥瘡が炎症期，増殖期，組織再構築期の治癒過程のどの期にあるかを判断する．次にその期をスムーズに経過させていく治療材料を薬剤と創傷被覆材から選択する．どちらを選択しても，材料の交換時には褥瘡洗浄とその周囲皮膚の石けん洗浄を行う．

①薬剤とその適応

炎症期，増殖期の治癒過程を迅速に通過させるのは薬剤である．ただし増殖期に消毒薬を用いてしまうなど，対象とする期に適さない薬剤を選択すると治癒過程を阻害する．薬剤は軟膏など外用剤をガーゼに塗布して医療用テープで褥瘡に固定するので，簡単に着脱できる．数分以上の側臥位が困難である，挙頭位を取り続けている，倦怠感が強く動きたくない，などの状況のある患者に適している．しかしガーゼがずれやすく交換が頻繁になることが苦痛となる場合もある．

［炎症期］

抗菌作用のある外用剤を選択する．特に強い炎症を起こしている場合には消毒薬，抗菌薬などを，壊死が強い場合には壊死除去作用を含む抗菌薬を用いる．

［増殖期］

肉芽形成促進薬の外用剤を選択する．この時期に消毒薬などを用いると創傷治癒が遅れる．

［組織再構築期］

ワセリンなど保湿力のある外用剤を保護的に用いる．新生された表皮などの組織が，再びずれや摩擦などの応力を受けて破綻しないように，フィルムドレッシング材などを貼付する場合もある．

②ドレッシング材とその適応

創傷被覆材などのドレッシング材は治癒過程を穏やかに自然に進めていくのでどの期にも適する．ただし強い炎症や壊死など感染の問題がある場合には対応しきれず，感染を悪化させたり，壊死を進行させたりする危険があるので避けたほうがよい．粘着力のある被覆材が多いため，ずれにくく，また毎日交換の必要はないが，一回の交換に時間がかかる，交換中に体位の維持が必要となる，などの難点がある．

③壊死の外科的除去

　終末期であっても，予防・改善を目標としている場合には，ハサミやメスなど
で除去できる壊死については，積極的に外科的除去を行う．ただし出血傾向があ
る，外科的除去に時間がかかったり苦痛が生じたりする，などの場合には軟膏な
どの薬剤で対応する．

2）Ⅱ褥瘡感染の防止・苦痛の緩和が目標の場合

　褥瘡感染を防止し，敗血症などに陥ることを防ぐ．また局所治療で起こる苦痛
を最小限に抑える．

①薬剤の選択

　消毒薬，抗菌薬など感染を強力に防止する薬剤を選択する．すでに感染状態で
ある場合には，洗浄液にもこれらの薬剤を用いる．また，内服や輸液で抗菌薬を
全身投与することもある．

②ガーゼドレッシングの適応

　薬剤使用時はガーゼを用いると簡単に着脱できるという利点がある．褥瘡治療
に関連する苦痛として最も大きな苦痛は，治療薬剤や被覆材の交換などを行うた
めにとる側臥位などの持続である．そこで局所治療については最短時間で行える
ように準備をして臨み，洗い流しのいらない洗浄剤などを用い短時間で行える方
法を選択する．

　褥瘡の痛みについては鎮痛薬の全身投与を行う．褥瘡治療やケアの前にレス
キュードーズを行うなどの対策が有効である．感染褥瘡の場合には，疼痛ばかり
でなく，多量の滲出液の接触も患者の苦痛となるので適宜ガーゼ交換を行う．

おわりに

　がん終末期の褥瘡が，その発生要因から難治性であり，治癒が不可能である場
合もあることは，多くの医療者の認識となってきた．しかしその認識はまだ十分
とはいえず，医療者，特に看護師はその真実と看護師としての使命に葛藤するこ
とが多い．この解説がそのような看護師の葛藤を少しでもなくし，生命の瀬戸際
で懸命に生きるがん終末期の人々の褥瘡対策に役立つことを願っている．

〔青木 和惠〕

文献

1) 青木和惠ほか：座長まとめ／超高齢者における防ぎきれない褥瘡の実態調査（予備調査）報告／「防ぎきれない褥瘡」実態調査の目的について—日本褥瘡学会実態調査への組み入れ. 日創傷オストミー失禁管理会誌. 2022；26（1）：26-8.

2) J Lynn：Perspectives on care at the close of life. Serving patients who may die soon and their families：the role of hospice and other services. JAMA. 2001；285（7）：925-32.

3) 青木和惠ほか：終末期がん患者における褥瘡の形態的特徴と経過および悪化要因. 日創傷オストミー失禁管理会誌 2014；17（4）：294-303.

4) 青木和惠：がん終末期. 真田弘美ほか編, 実践に基づく最新褥瘡看護技術. p.230-2, 照林社, 2009.

5) Kennedy KL et al：The prevalence of pressure ulcers in an intermediate care facility. Decubitus. 1989；2（2）：44-5.

6) 青木和惠：緩和ケアとして展開するがん終末期の褥瘡ケア. 看技. 2018；64（9）：836-8.

7) 大坂巌ほか：わが国におけるWHO緩和ケア定義の定訳—デルファイ法を用いた緩和ケア関連18団体による共同作成. Palliat Care Res. 2019；14（2）：61-6.
   https://www.jstage.jst.go.jp/article/jspm/14/2/14_61/_article/-char/ja

8) 厚生労働省：人生の最終段階における医療・ケアの決定プロセスに関するガイドライン. 2018.

9) 内藤立暁：がん悪液質とはなにか. がん看護. 2022；27（8）：751-5.

10) 能登洋：がん悪液質の病態. がん看護. 2022；27（8）：756-9.

11) 向井美千代：がん疼痛. 鈴木久美ほか編, 看護学テキストNiCE—がん看護. p.205-11, 南江堂, 2020.

12) 田中桂子：なぜ呼吸器症状のケアが重要なのか？. がん看護. 2017；27（5）：479-82.

13) 青木和惠：褥瘡. 宮下光令編, 緩和ケア・がん看護臨床評価ツール大全. 第1版, p91-8, 青海社, 2020.

E. 超高齢者の終末期の褥瘡

超高齢者の終末期と褥瘡

1. 超高齢者の終末期と褥瘡発生の関連性

　褥瘡とは，身体に加わった外力によって，皮膚および皮下組織の血流が低下，あるいは停止した状況が一定時間持続された結果，組織が不可逆的な阻血性障害に陥った状態をいう．超高齢者の終末期では「終末期に関連すると考えられる外力が一定時間持続される状況」や「阻血性障害に陥りやすい組織脆弱性」が高頻度に起こるため，褥瘡の発症頻度が増加すると考えられる．日本褥瘡学会の調査[1]においても高齢者に褥瘡発症が多いことは報告されており，実地診療に携わる医療従事者も実感していると思われる．

2. 超高齢者の終末期の基礎知識

a 超高齢者の終末期とは

　さて，高齢者の終末期について再確認したい．日本老年医学会では以下のようになっており，終末期の状態が多様であることから年齢だけで一概に判断することは臨床上難しいという立場表明をしている．

　「終末期」とは，「病状が不可逆的かつ進行性で，その時代に可能な限りの治療によっても病状の好転や進行の阻止が期待できなくなり，近い将来の死が不可避となった状態」とする．

　【論拠】高齢者は複数の疾病や障害を併せもつことが多く，また心理・社会的影響も受けやすいために，その「終末期」の経過はきわめて多様である．そのため臨死期に至るまでは余命の予測が困難であることから，「終末期」の定義に具体的な期間の規定を設けなかった[2,3]．

　高齢者の終末期褥瘡を考える際には，疾患による終末期の経過の違いを理解しておく必要がある．一般的には進行がんの場合と非がん（がん以外）の場合に分けて考える．進行がんの場合は終末期への経過が予期できることが多く，とらえ方が比較的容易である．また，進行がんの場合には病期に応じた緩和医療的なアプローチが選択され，看取りの支援がされる．一方，非がん患者の場合ではどのような状態を終末期と見なすか，判断が容易ではない[4]．

b 超高齢者の終末期の褥瘡は予期できるか？ アドバンス・ケア・プランニングと褥瘡

　終末期医療では適切な情報の提供と説明がなされたうえで，患者が医療者と時間をかけた話し合いを行い医療やケアの方針を決定していく．このように，多職種から構成される医療者と患者本人が普段から話し合って合意形成をし，前もって終末期の医療・介護のあり方を決めておくことが advance care planning（ACP）である．つまり，高齢期の意思決定能力，将来の変化に備えての医療およびケアについての本人の意思決定支援のプロセスである[5, 6]．最近では「人生会議」という言葉が相当する日本語として提唱されている．

　しかしながら，ACP の過程で「褥瘡ができた場合の対応」を合意形成している患者はごく少数だろう．筆者は現在まで多くの高齢患者やその家族に接してきたが，前もって褥瘡に関する医療の要望を決めていた患者はなかった．つまり，終末期の褥瘡は，ACP の観点からは予期せぬ出来事としてとらえられている．可動性が低下して褥瘡ができる状況を前もってイメージすることは難しいのだと思う．

3. 褥瘡を有する終末期超高齢者への包括的な視点

a 高齢者に必要な介護保険主治医意見書と褥瘡

　高齢者の終末期褥瘡を考えるうえで，わが国の介護保険のシステムを理解することは重要である．介護保険上の主治医（かかりつけ医）は褥瘡発症を予期することが暗に求められていることはご存じだろうか．わが国では，介護を必要とする高齢者への介護保険の主治医意見書[7]が重要な役割を果たしてきたが，この意見書には【3．心身の状態に関する意見】の欄において，褥瘡の発症に関連することが多い，麻痺，関節の拘縮，失調・不随意運動を評価する項目がある（表 3-18）．つまり，主治医意見書を記入した主治医は，生活自立度に加えて褥瘡発症に関連する合併症を把握する．

　さらに，下の欄には褥瘡の部位と程度を記述する欄があり，その他の皮膚疾患の部位と程度を評価する項目もある（表 3-18）．つまり，介護保険の主治医は他の医師との診療協力などを通じて，褥瘡と他の皮膚疾患を適切に診断・評価することが求められている．

　さらに重要なことに，この書類には個々の患者に関して，将来の褥瘡を含む高齢者に起きやすいさまざまな合併症・併発症を予期することが盛り込まれている（表 3-18）．主治医意見書は個々の患者の narrative based medicine と解釈可能であり，褥瘡を含む高齢者のさまざまな合併症を考慮する書類である．介護保険の主治医は褥瘡発症を予期（予想）する責任があるともいえるだろう．

表 3-18　介護保険主治医意見書から褥瘡，褥瘡発症に関連する部分を抜粋

3．心身の状態に関する意見

(5) 身体の状態

利き腕 (□右 □左) 身長＝ cm 体重＝ kg (過去 6 ヵ月の体重の変化 □増加 □維持 □減少)

□四肢欠損 (部位：)

□麻痺 □右上肢 (程度：□軽 □中 □重) □左上肢 (程度：□軽 □中 □重)

　　□右下肢 (程度：□軽 □中 □重) □左下肢 (程度：□軽 □中 □重)

　　□その他 (部位：程度：□軽 □中 □重)

□筋力の低下 (部位：程度：□軽 □中 □重)

□関節の拘縮 (部位：程度：□軽 □中 □重)

□関節の痛み (部位：程度：□軽 □中 □重)

□失調・不随意運動・上肢 □右 □左・下肢 □右 □左・体幹 □右 □左

□褥瘡 (部位：程度：□軽 □中 □重)

□その他の皮膚疾患 (部位：程度：□軽 □中 □重)

4．生活機能とサービスに関する意見

(3) 現在あるかまたは今後発生の可能性の高い状態とその対処方針

□尿失禁 □転倒・骨折 □移動能力の低下 □褥瘡 □心肺機能の低下 □閉じこもり □意欲低下
□徘徊 □低栄養 □摂食・嚥下機能低下 □脱水 □易感染性 □がん等による疼痛 □その他 (　)

→対処方針 (　　　　　　　　　　　　　　　　　　　　　　　　　　　　　　)

意見書では褥瘡，皮膚疾患を評価するとともに，褥瘡発症と関連の深い日常生活自立度，関節拘縮等を評価することが求められている．

b 超高齢者の終末期の褥瘡の基礎疾患との関連性

　超高齢者の終末期と褥瘡の関連性を考えてみると，①終末期の病態が褥瘡発生や難治化因子になっている場合，②褥瘡病態そのものが，終末期となる疾患に位置づけられる場合があると考えられる．多くは①に該当するケースである．終末期の患者に褥瘡が発症した際には原因となる外力が終末期のため除去しにくく，その改善が今後見込みにくいという状態が考えられる．

1) 終末期の病態が褥瘡発生や難治化因子になっている場合

　例えば，**図 3-42** のような褥瘡をもつ超高齢の患者を診療したとしよう．その際には，創部を診るだけではなく，終末期になって可動性が低下するような状況がどのように起こり，その原因が治療可能であるかどうかを問診する．**図 3-42** のような黒色壊死組織が固着した褥瘡の所見からは，可動性が低下する原因となるイベントは数週前にあったと推察できる．実際の問診では，3 週前から何だか調子が悪くて普通の布団に臥床していたことが明らかになり，創部の黒色壊死が完全に形成されている 3 週程度経過した褥瘡の創部所見が説明できた．しかし，可動性を低下させた疾患や原因を明らかにすることはできなかった．90 歳の超高齢者の場合では加齢による基礎的な活動性が低下している状態 (フレイル) があるため，少しの侵襲で寝返りが打てなくなり，褥瘡発症に至ることがある．このように個々の患者の褥瘡創部の所見をみながら，終末期との関連を考察することが

E. 超高齢者の終末期の褥瘡

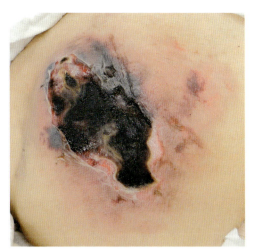

図 3-42 94歳女性，自宅で発症した認知症を有する患者の大転子部褥瘡
固く固着した黒色壊死組織を認める．3週間前から調子が悪く，動けなくなってきたとのことであったが，発症機序は不明であった．

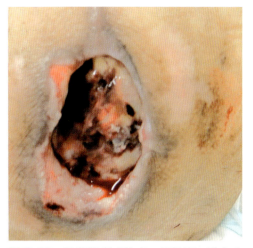

図 3-43 軟部組織感染症，骨髄炎，敗血症を伴った91歳男性の大転子部褥瘡
褥瘡に関連した病態が終末期に大きく寄与したと考えられた．深部から排膿を認めた．

必要である．超高齢者では寝返りができなくなるに至った基礎疾患がはっきりしないことも多いため，一定期間が経過してから受診することがしばしばである．

これに対して，急性の脳血管障害や炎症性疾患などで急に外力が身体に加わった状態で起こった褥瘡では，医療機関を早めに受診するため，より急性期の像を呈する．よって，明らかに慢性期になった褥瘡に遭遇する機会は少なくなる．

2) 褥瘡病態そのものが，終末期となる疾患に位置づけられる場合

この病態は褥瘡に合併した重度の壊死性軟部組織感染症，褥瘡に伴う骨髄炎，関節炎などが該当する．図 3-43 は91歳の骨髄炎，軟部組織感染症を伴った大転子部褥瘡である．血液培養も黄色ブドウ球菌が陽性となり，褥瘡に合併した感染症として，部分的なデブリードマンと抗菌薬治療を行ったが，3週間後に死亡した．このように合併症を有する超高齢者では，褥瘡に関連した骨軟部組織感染症の併発を契機として終末期の経過をとることもありえる．

4. 特徴的な終末期患者の褥瘡

a 腸骨部褥瘡

超高齢者の終末期では腸骨部褥瘡をしばしば経験する．腸骨部（前腸骨稜）は普段歩行している患者では外力が加わりにくいため，側臥位で動けなくなった場合でも持続的に圧迫されることはまれである．しかし，長期に罹患している神経疾患や加齢に伴う拘縮や脊椎，四肢の骨折などによって体型の変化が生じている患

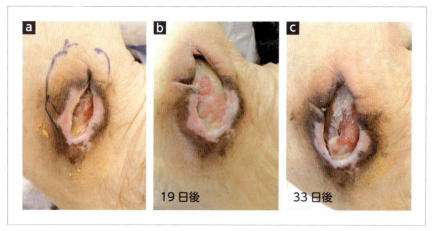

図 3-44　96 歳女性の腸骨部褥瘡
円背もあり，大関節は屈曲拘縮を有していた．ポケットを一部切開するも，難治であった．

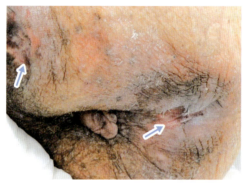

図 3-45　87 歳男性の尾骨部，左坐骨部褥瘡
高齢になり体位が維持しにくくなったため，尾骨部，坐骨部褥瘡（青矢印）が発症した．

者では腸骨部に褥瘡が発症することがある．拘縮が起こると股関節の屈曲拘縮に加えて，仰臥位や半側臥位などの体位をとることが困難になることも原因のひとつである[8]．また，骨突起の幅が狭く，深部まで達する褥瘡となる可能性が高い部位である．図 3-44 は拘縮のある 96 歳女性に発症した腸骨部褥瘡である．体位変化に伴って創が変形するため，治癒に難渋しがちである．

b 尾骨部褥瘡

高齢者の終末期において坐位や頭側挙上体位に起因した尾骨部褥瘡が発症することがある．心不全や呼吸不全，進行がんなどで，頭側挙上している場合によくみられる（図 3-45）．これに対しては基礎疾患による患者の苦痛を勘案したうえで，体位を工夫することによって改善する場合があり，側臥位での頭側挙上が有用な場合がある[9]．

> E. 超高齢者の終末期の褥瘡

5. 褥瘡を有する終末期高齢者の診療方針を決定するために

a 褥瘡患者診療において高齢者の終末期を考慮する臨床的意義

　高齢者の褥瘡，特に深い褥瘡の場合では個々の患者の全体的な状況を把握することが必要である．褥瘡の創部を診療している医師自身が患者を包括的に診療している場合と，かかりつけ医や訪問看護師との緊密な連携において診療する場合がある．筆者は後者の場合においても，診療録を介した連携に加えて，可能な限り対面でのコミュニケーションをとるように心がけている．さらに前述した ACPや時々の家族の意向も勘案することになる．筆者は創傷を診る医療者の立場から終末期高齢者の状況に応じた診療について，そうでない場合の褥瘡との違いを**表 3-19** のように整理してみた．

　また，褥瘡を有する終末期高齢者における創病態に対する介入が患者へ与える影響に関して**表 3-20** のようにまとめてみた．大きく深い褥瘡の治療は創傷に伴う炎症性の病態を軽減して全身症状を改善することができる．また，壊死組織の減少やポケットの解消や創浮腫の軽減も終末期の患者の症状を緩和できる．前述

表 3-19　高齢者の終末期にみられる褥瘡への対応（私案）

対　策	高齢者の終末期褥瘡	通常の褥瘡
デブリードマン	感染予防を中心とした最低限	治癒を目指すため，可及的に
処　置	時間や頻度の短縮を考慮	治癒を目指す
ポジショニング	安楽を優先するが，悪化のない体位	治癒を優先とした体位管理

治癒が望める褥瘡とは異なった対策も検討すべきである．

表 3-20　高齢者の終末期の褥瘡創部の変化と個々の患者に与える影響の考えかた（私案）

		褥瘡を有する終末期高齢者における創病態変化と患者への影響				
		疼痛緩和	処置回数の減少	処置の簡便さ	全身状態の改善	感染予防
創の変化	創の完全治癒	◎	◎	◎	◎	◎
	創面積の縮小	○	○	○	○	
	創浮腫の軽減		○		○	
	ポケットの解消			○		○
	壊死組織の除去				○	◎

文献 10 を参考に高齢者の終末期の事情を勘案して作成した．◎は関連の強いもの，○は関連があるものである．

（磯貝善蔵：高齢者の褥瘡治療の実践．WOC Nursing. 2020；8（3）：82-8 より作成）

の目的のためには，外用薬や侵襲の少ない外科的治療など，可能な限り低侵襲の治療を検討すべきと思われる．

b 感染予防を重点とする褥瘡─デブリードマンの緩和ケア的な視点

褥瘡に伴った骨・軟部組織感染症は治療しないと感染症によってさらに苦痛を与えてしまう．よって，積極的な治療を行わない場合でも，高齢者の終末期の褥瘡では感染症を予防することを目標とする場合がある．**図 3-42** のような褥瘡は黒色壊死組織の内側の範囲を無麻酔でデブリードマンすることによって，軟部組織感染症のリスクを低減することができる．このようなデブリードマンは出血リスク，疼痛ともに少ないため，感染予防のみを目的とする場合は適応になる．

おわりに

褥瘡は何らかの要因をもつ患者の体表に発症する創傷である．創を診る眼とともに，その背景にある要因を周囲の医療・介護者の協力を得ながら包括的に診療していくことが必要と思う．いわば，創から全身を診るとともに，全身から創部を診るという双方向の診療である．そのためには，褥瘡をもつ患者をできるだけ包括的かつ継続的に診療する機会をもつことがよいと考えている．

〔磯貝 善蔵〕

文 献

1) 石澤美保子ほか：第5回（2021年度）日本褥瘡学会実態調査委員会報告1 療養場所別自重関連褥瘡と医療機器圧迫創傷を併せた「褥瘡」の有病率，有病者の特徴，部位・重症度．褥瘡会誌．2023；25（2）：96-118.
2) 日本老年医学会：「高齢者の終末期の医療およびケア」に関する日本老年医学会の「立場表明」2012. 日老医誌．2012；49（4）：381-4.
3) 飯島節：日本老年医学会「立場表明」改訂について．日老医誌．2012；49（4）：385-6.
4) 吉澤孝之：看取り．医事新報．2021；5065：63-4.
5) 厚生労働省：人生の最終段階における医療・ケアの 決定プロセスに関するガイドライン．
https://www.mhlw.go.jp/file/04-Houdouhappyou-10802000-Iseikyoku-Shidouka/0000197701.pdf
6) 三浦久幸：アドバンス・ケア・プランニング．日臨．2018；76（5）：393-7.
7) 厚生労働省：
https://www.mhlw.go.jp/content/12301000/000331631.pdf
8) 磯貝善蔵：神経疾患における褥瘡の予防と治療．難病と在宅ケア．2012；18（6）：53-6.
9) TakahashiY et al：Backrest elevation in the semi-lateral position：Case of a sacral pressure ulcer with undermining formation. J Tissue Viability. 2021；30（3）：418-20.
10) 磯貝善蔵：高齢者の褥瘡治療の実践．WOC Nursing. 2020；8（3）：82-8.

E. 超高齢者の終末期の褥瘡

超高齢者の終末期の褥瘡のリスク・予防・感染管理

はじめに

　寿命の延伸により超高齢者の人口が急増している．褥瘡有病率は年齢階級が上がるにつれて高くなり，特に90歳以上は褥瘡保有リスクが高く，また，死亡リスクを高める[1]．超高齢者の終末期では褥瘡発生要因がいくつも重なることから，褥瘡リスクがより高い集団といえる．本項では超高齢者の終末期の褥瘡リスクについて紹介したのちに，それに基づく体圧分散，栄養管理，スキンケアを軸とした予防法，そして感染制御に主眼を置いた局所ケアについて解説する．

1. 超高齢者の終末期に特徴的な褥瘡のリスク

　本項では，超高齢者を90歳以上[2]と想定し，彼らに特徴的な終末期の褥瘡リスクについて解説する．

　終末期は，口渇感や空腹感を感じることが少なくなることや倦怠感・呼吸状態の悪化に伴い，経口摂取困難による<u>低栄養</u>，るい痩，脱水（皮膚の乾燥）が進み，褥瘡のリスクである<u>骨突出</u>も同時に生じる．さらには，呼吸・循環機能および筋力の低下により<u>活動性が低下</u>し，排泄行動が難しくなるため，おむつの使用が余儀なくされ，<u>皮膚の湿潤状態</u>が生じる．<u>可動性の制限</u>によって体位変換に介助が必要になると，<u>摩擦とずれ</u>も生じる．心機能・腎機能の低下により乏尿・無尿となると<u>浮腫</u>が出現する．脱水・低栄養による電解質バランスや循環不全による低血圧のための意識レベル低下・せん妄状態という<u>知覚障害</u>なども生じる．ここまでは，終末期に出現する症状により起こる褥瘡のリスクである（下線部は褥瘡のリスクアセスメントスケールに使用されている項目）[3~5]．

　超高齢者であることは，終末期特有の症状を起こしている疾患以外にも併存疾患を複数抱えている集団ともいえる．例えば，糖尿病や高血圧など褥瘡発生にダイレクトにつながる血管障害を生じる疾患を抱えている高齢者も多い[6,7]．加えて，90～94歳の認知症有病率は50%を超えている[8]．つまり，半数以上の人に上記の終末期症状に加えて認知機能障害が併存する．認知機能が保たれていれば，体圧が高い状態が持続した場合に不快や痛みとして感じて介助者に伝え，除圧がなされるものの，認知機能障害があると，いずれにも障害があるため，適切なケアを受けることが難しい場合がある．また麻痺がある場合は<u>知覚障害</u>があり，さらに長期寝たきり状態であれば関節拘縮が生じ病的な<u>骨突出</u>が生じていることもある．つまり，超高齢者は終末期の症状が出現する以前から，褥瘡の危険因子を複数抱えている．

上記を整理すると，超高齢者の終末期における褥瘡のリスクは，加齢に伴って増える併存疾患によるリスクと終末期特有の症状に付随して現れるリスクという2つの視点をもち，対象者の刻々と変化する症状をアセスメントしながら，現在どのようなリスクがあるかを見極めて終末期に真に必要なケアを行う必要がある．

2. 超高齢者の終末期の褥瘡予防

　超高齢者の終末期特有のリスクのなかには積極的介入が難しいものもある．しかし，体圧を下げるためにエアマットレスなどの体圧分散寝具を使用すること（体圧管理），高蛋白食の摂取などにより栄養状態を良好に保つこと（栄養管理），皮膚洗浄料を用いて排泄物および排泄物由来の蛋白分解酵素および化学物質を十分に洗い流し，保湿により皮膚の乾燥を防ぐこと，皮膚保護剤を用いて排泄物の付着を回避すること（スキンケア），の3つの励行により褥瘡発生のリスクを低減することは可能である．この3つのポイントについて終末期においても可能な予防的介入を以下に述べる．

a 体圧管理

　自力で体位変換が困難になった際には，圧切替型エアマットレスなどの高機能エアマットレスが有効である．特に体位変換を他動的にされることは本人の苦痛になるだけでなく介護者の負担も大きく，褥瘡予防や呼吸機能維持の目的のために行う頻度は最小限にとどめたい．そのため，自動体位変換機能を有するエアマットレスを適切に活用することが本人，介護者双方にとって重要である．自動体位変換機能は，大きなエアセルがゆっくりと膨張，収縮を繰り返すことによって，人の手では実施することのできない，緩徐な体位変換が可能となるため，夜間の睡眠を阻害することなく褥瘡予防が可能となる．また，体位変換によって生じる疼痛も最小限になる．

　近年，エアマットレスのカバーシーツの直下全体に柔らかい薄型体圧センサを配し，全身の体圧情報を基にエアセル内圧の設定をリアルタイムに最適化するロボティックマットレス*（図 3-26 参照）が開発され，主に ICU 領域で使用され始めている．体位変換やケアのたびに，身体に加わる体圧の場所や強さは変化しているが，そのたびに体圧を測定し内圧を変更することは現実的でない．そのため，通常のエアマットレスでの褥瘡予防においては，最も褥瘡発生リスクの高い部位

---

*ロボットとは，センサ，知能・制御系，駆動系で構成されるシステムであり，本マットレスは体圧分散の世界に初めてロボット技術が実装された先行事例である．

の体圧に合わせて内圧を調整するので，どうしてもマットレス全体が柔らかくなりすぎ，それにより臀部などの体重の重いところが沈み込むため，寝心地が損なわれる．ロボティックマットレスは，体圧が集中している部分を定期的に判定し，その部分の体圧が低くなるように自動調整することで，常に褥瘡発生リスクの高い部位に最適な内圧に調整する．このため，過度な低圧にならず，身体の沈み込みが抑制され，適切な寝心地が保たれる[9]．最近では，体圧センサの面積を狭くし，操作を簡便に価格を下げた簡易版も利用可能となり，ロボティックマットレスは在宅などを含めたあらゆる臨床の場へ普及しつつある．

一方，自動体位変換機能などの高機能エアマットレスを使用する際に注意が必要なことは，枕を使用している際の頭部の除圧である．後頭部，耳介は褥瘡の好発部位であるが，高機能エアマットレスを用いることにより，介助者が頭部も自動で除圧をされているような認識となり，除圧が疎かになることがある．ロボティックマットレスを用いると，枕を使用しない場合は頭部へかかる圧も最適化されるが，終末期であれば特に安楽な姿勢は枕やクッションで調整されていることも多いため，自動体位変換機能が効果を発揮できない部位はどこかを適宜アセスメントし，重点的な除圧，観察をする必要がある．また後頭部は頭髪があるため，発見も遅れやすい部位である．褥瘡の好発部位（**図 3-46**）を介護者であらためて共有し，体圧管理に努めることが褥瘡予防の基本である．

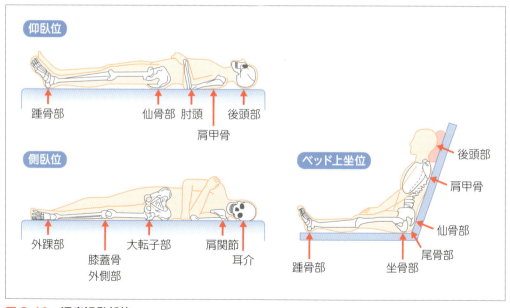

図 3-46 **褥瘡好発部位**

b スキンケア

　終末期のスキンケアにおいて特に重要なことは，褥瘡好発部位である仙骨，尾骨，坐骨に近い陰部の清潔である．排泄行動がとれなくなるとおむつを使用せざるをえなくなる．ケアの基本は排泄物の除去と皮膚保護剤によって排泄物の付着を防ぐことである．

　尿にはアンモニアなどの皮膚刺激成分が含まれており，さらに便には消化酵素が含まれている．特に不消化便には多くの消化酵素が含まれるため，なるべく皮膚への付着時間が短くなるよう洗浄することが望ましい．下痢をコントロールすることが難しい場合には，おむつ内部が層構造になっており，吸収された排泄物がおむつ表面へ逆戻りしない工夫がなされた軟便パッド[10]を用いて，尿や便が皮膚へ付着する面積を減らすことが重要である．排泄行動能力や排泄物の状態をアセスメントし，適切なおむつやパッドを選定することも重要なスキンケアである．

　排泄物を除去する際に皮膚を傷つけずに愛護的に洗浄することが重要である．尿は微温湯での洗浄後に擦らないように水分を拭き取り，便は泡立てた洗浄剤で擦らずに洗浄し，洗浄剤の成分が皮膚に残らないように十分に洗浄を行う．フォーム状の洗浄剤を用いると，泡立てる手間もかからず愛護的洗浄が容易となる．注意すべきは，洗浄剤で皮脂成分が過度に落とされることにより，皮膚が乾燥することである．皮膚の乾燥（ドライスキン）は角質層の乾燥状態である．角質細胞の水分量は，皮脂膜が皮膚表面を覆い，角質細胞間脂質（セラミド，脂肪酸，コレステロールで構成）が細胞を結びつけ，細胞内の天然保湿因子が水分と結びつくことにより保たれている．洗浄により角質細胞間脂質や天然保湿因子が減少すると，細胞間に隙間ができ体内の水分が蒸発したり，水分を保持する力が弱まるドライスキンとなる．ドライスキンは，バリア機能が低下し外的刺激や侵入を受けやすくなるため，褥瘡を含めた皮膚トラブルが生じやすい状態である．洗浄後には角質細胞間脂質であるセラミド配合の保湿剤などを用いて保湿することが望ましい．セラミド配合の洗浄剤もあるため，洗浄剤も保湿機能を加味して選定することもドライスキン予防には有用である．

　洗浄，保湿後に皮膚保護剤を塗布する．皮膚保護剤は，撥水性の被膜を皮膚上に形成し，排泄物の水分曝露による皮膚の浸軟や消化酵素による化学的刺激を低減する効果がある[11]．皮膚保護剤にも，保湿成分を含んだ製品があり，継続して使用しやすいものを選定するとよい．

　高齢者の皮膚の特徴として，長年の日光曝露や加齢性変化により，表皮と真皮の結合が脆弱になっている点があげられる．スキン–テアは，このような脆弱な皮膚に摩擦・ずれによって皮膚が裂けて生じる真皮深層までの損傷（部分層損傷）である．加齢に伴い組織耐久性が低下することでスキン–テアが発生しやすく，

また治癒したあとに再発しやすい．スキン-テアを引き起こす外力には，転倒や体位変換を行う際の寝衣と皮膚の摩擦なども含まれ，非常に小さな力でも，組織耐久性が低いと発生しうる．スキン-テアの発生と再発を予防するためには皮膚組織耐久性の低下を防ぎ，皮膚損傷につながる外力を予測することが重要である．

　ここまで仙骨，尾骨，坐骨に近い陰部のスキンケアについて述べたが，ほかの褥瘡好発部位のスキンケアも重要である．スキンケアの原則は，皮膚の浸軟と乾燥を予防し皮膚バリア機能を保つことである．皮膚の浸軟・乾燥を予防するために，蒸れない寝衣・寝具や使いやすい保湿剤を日常的に取り入れることが健康な皮膚を保つことにつながる．全身への保湿剤塗布は時間もかかるため，乾燥の強い部分に外用保湿剤を使用し，全身の保湿については簡便に摂取可能な内服のセラミド配合保湿剤[12]を利用することもケア継続の観点からは有用であろう．

3. 感染制御に着目した褥瘡ケア

　褥瘡ができた場合においても，これら予防に必要となる3つのポイントを守りつつ保存的治療を続ければ治癒可能である．褥瘡の局所ケアで重要なことは，褥瘡や創周囲皮膚，全身状態，ケアの環境など，褥瘡の治癒に影響を与えうる要因をアセスメントし，治療を阻害する要因を1つずつ除去することである．終末期にある超高齢者では，除去できない要因が多くあるため，必ずしも治癒がゴールではない．褥瘡そのものと，局所ケアに伴う疼痛を適切に取り除き，感染を制御することに留意しながら，どこまで目指すのかについて本人と家族の決定を支援することが重要となる．

　創傷が難治化している場合は，停滞している創傷治癒過程が進むよう，創を適切な状態に整える必要がある．何が創傷治癒を阻害しているのか，それをどのように取り除くのか，そしてどのようなアウトカムで評価するのかをまとめたのがTIMEコンセプトである．T：Tissue（組織），I：Inflammation/Infection（炎症・感染），M：Moisture（湿潤），E：Edge（創縁）である．近年，そこにR：Repair（修復）とS：Social-and patient-related factors（社会・患者関連要因）が追加され，TIMERSコンセプトへと進化した（**図 3-47**）[13]．特にSでは，社会的状況，患者の理解，アドヒアランス，患者の選択，心理社会的要因を踏まえたうえで，ケアプランを患者とともに考えることが重要視されている．創傷ケアにおいては，ケアがもたらす効果のみならず，それ自体がもたらす疼痛，労力および費用など，個々の患者・家族にとってケアを選択するうえで重要な情報を共有し，ともにケアプランを創り上げることが，継続的なケアの実践につながる．TIMERSのコンセプトを活用し，病態生理を理解したうえで，それぞれの阻害要因に対する処置

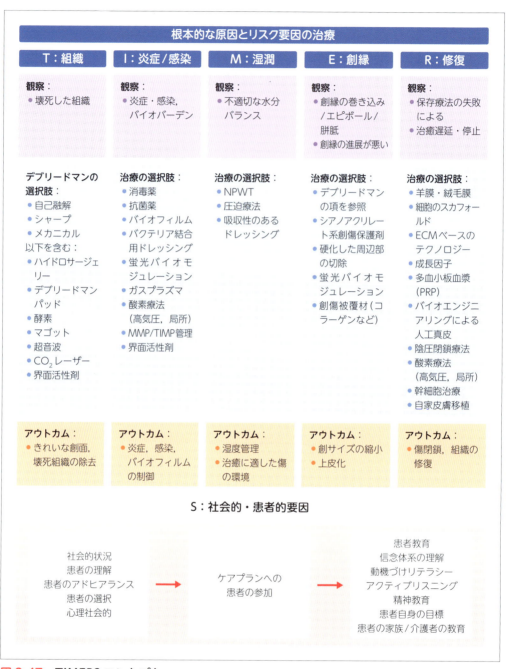

図 3-47　TIMERS コンセプト

(Atkin L et al：Implementing TIMERS：the race against hard-to-heal wounds. J Wound Care. 2019：23 (Sup3a)：S1-50 より筆者訳)

を実施し，臨床的な効果が得られるか評価することが重要であり，この概念に則ることで適切な創底となる．

　創傷治癒を阻害する要因のなかでも，創部の細菌が産生するバイオフィルムが

重要視されている．バイオフィルムとは，細菌が分泌するムコ多糖などからなる粘性の物質であり，細菌を内部に取り込み，宿主免疫や消毒薬・抗菌薬などから守っている．バイオフィルムに対して免疫細胞が蛋白質分解酵素や活性酸素種を放出することによって炎症反応が持続し，臨界的定着を引き起こしている．特に超高齢者においては免疫能が低下しているため，バイオフィルムが産生されやすく，臨界的定着，そして感染に陥りやすい．これまでバイオフィルムは生検した創部組織を電子顕微鏡などの特殊な機器を用いて可視化するしかなく，その有無を臨床で確認することは困難であった．そこでわれわれは，創部表面に付着しているバイオフィルム成分をメンブレンシートという薄い膜に写し取り，その膜を特殊な染色液で染めることにより，バイオフィルムの有無のみならず，二次元的な分布と量を2分で評価できるツールを開発した（図3-48）[14]．これにより，どこにどの程度バイオフィルムがあるかをベッドサイドで簡便に評価できるため，それをガイドにすることで効率的にバイオフィルムを除去することが可能であり，最小限の侵襲で創傷治癒を促進できる[15]．

このバイオフィルムに対して予防的にアプローチするのが創傷衛生 wound hygiene である[16]．Wound hygiene は①洗浄，②デブリードマン，③創縁の新鮮化，④創傷の被覆，の4つのステップからなる．

a 創および創周囲皮膚の洗浄

局所ケアのなかで最も重要なステップである．創部の洗浄は創表面の異物や壊死組織を除去することを目的に行う．創部の洗浄にも石けんなどの洗浄料を用いてしっかりと洗浄することが重要である．洗浄料を使用して周囲皮膚を洗浄したほうが褥瘡の治癒が促進されることから，創周囲皮膚は10～20 cm 程度離れた部位まで洗浄料を用いて十分に洗浄する[17]．細菌の繁殖速度や創面への影響を考えると，本人の負担にならないようであれば，1日1回もしくはドレッシング材

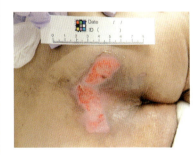
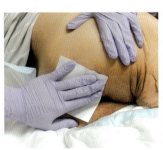
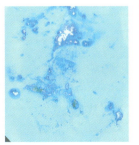

図3-48　創面バイオフィルムの可視化

交換や失禁などで創部が汚染されるたびに行うのがよい．

　十分に洗浄できた場合，創面・創縁のぬめりは取れることが多い．ガーゼでバイオフィルムを取り除くためには力を入れて擦過する必要があるが疼痛や出血が問題となる．近年，柔らかい素材であるモノフィラメントファイバーパッドが発売され，バイオフィルムを効率よく，疼痛や出血が少なく取り除くことができるようになった．安価に入手可能であり，可能な限りこのような創部にやさしい製品を使用することが望まれる（図 3-49）．洗浄後は，創周囲皮膚を損傷しないようにガーゼで押さえ拭きをする．

b デブリードマン

　褥瘡の感染制御や治癒促進のためには壊死組織を適切に取り除く必要がある．壊死組織は血流が途絶えた結果生じた死んだ組織であるため，免疫細胞による感染制御が望めず，細菌増殖の温床となり感染リスクを高める．除去の際にその他の良好な組織を損傷してしまうリスクもあるために，デブリードマンの適応を確実に判断することが重要である．メスやハサミを用いて行うデブリードマンは健常皮膚と壊死組織の境界が明瞭になった時期に行うのがよい．疼痛や出血に配慮し，侵襲的なデブリードマンは最小限にとどめ，なるべく日々の洗浄で壊死組織を徐々に取り除く，維持的なデブリードマンを心がけるとよい．

c 創縁の新鮮化

　上皮化が進まない創傷の場合，創縁が硬く瘢痕化し，創面と段差があることが多い．その場合，創縁からの上皮化が見込めないため，一度創縁を切除して新鮮化することで創傷治癒を促す必要がある．ただし，疼痛を伴うため，ルーティンで行う必要はなく，創縁のバイオフィルムを重点的に取り除く程度の意識でいるとよい．

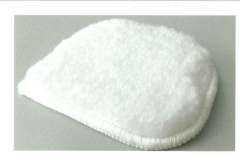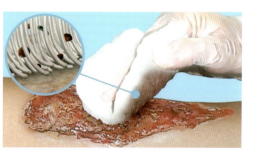

図 3-49 ファイバーパッドによる創面バイオフィルムの除去

d 創傷の被覆

創部の細菌負荷を十分軽減できたら，最後に創部を被覆することで創傷治癒を促進する．特にバイオフィルムの再形成を予防する機能をもつ外用薬やドレッシング材を選択することが重要である．ドレッシング材にも抗菌作用のあるものが近年利用可能になってきており，選択肢が増えている．

Wound hygiene は最も基本的な創傷の局所ケアであり，感染制御しながら創傷を治癒へと向かわせるものである．治癒をゴールにしない場合においても，疼痛緩和にもつながるため，日々のケアして実践したい．

おわりに

褥瘡の発生要因は「圧迫」と「組織耐久性」の2つに大別され，これらに関わる要因がすべて加齢によって進行するため，褥瘡リスクが上昇する．一方で，超高齢者に褥瘡が発症したからといって，全例が難治化するわけではない．褥瘡は死の兆候であるととらえる高齢者や家族はまだまだ多いが，体圧分散，栄養管理，スキンケアを適切に実施することで褥瘡は予防可能であり，また，たとえ発生したとしても，感染制御に留意し局所ケアを実施すれば治癒する可能性があることを十分に説明し，ゴールを本人，家族とともに設定する．褥瘡の予防・管理の原理・原則はどのような対象者でも共通であり，超高齢者，がん，超急性期の終末期の特徴を知り病態生理に応じたケアをすることが重要である．

〔仲上 豪二朗，阿部 麻里〕

文 献

1) Barba R et al：Mortality and complications in very old patients（90＋）admitted to departments of internal medicine in Spain. Eur J Intern Med. 2011；22（1）：49-52.
2) 日本老年学会ほか：「高齢者に関する定義検討ワーキンググループ」報告書. 日本老年学会・日本老年医学会, 2017.
3) 真田弘美ほか：日本語版Braden Scale（褥創発生予測尺度）の信頼性と妥当性の検討. 金沢大学医療技術短期大学部紀要. 1991；15：101-5.
4) 大浦武彦ほか編：日本人の褥瘡危険要因［OHスケール］による褥瘡予防. 第2版, 日総研出版, 2007.
5) 厚生労働省：様式3（褥瘡対策に関する診療計画書）.
https://www.mhlw.go.jp/content/12404000/000755863.docx
6) 政府統計の総合窓口：国民健康・栄養調査120 健康診断の受診状況別, 「糖尿病が強く疑われる者」及び「糖尿病の可能性を否定できない者」の状況－糖尿病が疑われる人の状況, 年齢階級別, 人数, 割合－総数・男性・女性, 20歳以上.
https://www.e-stat.go.jp/dbview?sid=0003224990
7) 政府統計の総合窓口：国民健康・栄養調査55 高血圧症有病者の状況-高血圧症有病者の状況, 年齢階級別, 人数, 割合－総数・男性・女性, 20歳以上.
https://www.e-stat.go.jp/dbview?sid=0003224458
8) 朝田隆ほか：都市部における認知症有病率と認知症の生活機能障害への対応. 厚生労働科学研究成果データベース研究報告書.
https://mhlw-grants.niph.go.jp/project/21048
9) Saegusa M et al：Evaluation of comfort associated with the use of a robotic mattress with an interface pressure mapping system and automatic inner air-cell pressure adjustment function in healthy volunteers. J Tissue Viability. 2018；27（3）：146-52.

10) 北川敦子ほか：軟便対応パッドの便吸収力に関するランダム化比較試験. 日創傷オストミー失禁管理会誌. 2011；14（3）：266-71.

11) 日本褥瘡学会学術教育委員会ガイドライン改訂委員会：褥瘡予防・管理ガイドライン. 第5版, 褥瘡会誌. 2022；24（1）：29-85.

12) Heggar Venkataramana S et al：Potential benefits of oral administration of AMORPHOPHALLUS KONJAC glycosylceramides on skin health-a randomized clinical study. BMC Complement Med Ther. 2020；20（1）：26.

13) Atkin L et al：Implementing TIMERS：the race against hard-to-heal wounds. J Wound Care. 2019；23（Sup3a）：S1-50.

14) Nakagami G et al：Biofilm detection by wound blotting can predict slough development in pressure ulcers：A prospective observational study. Wound Repair Regen. 2017；25（1）：131-8.

15) Nakagami G et al：Rapid detection of biofilm by wound blotting following sharp debridement of chronic pressure ulcers predicts wound healing：A preliminary study. Int Wound J. 2020；17（1）：191-6.

16) Murphy C et al：Defying hard-to-heal wounds with an early antibiofilm intervention strategy：'wound hygiene'. J Wound Care. 2019；28（12）：818-22.

17) Konya C et al：Does the use of a cleanser on skin surrounding pressure ulcers in older people promote healing? J Wound Care. 2005；14（4）：169-71.

超高齢者の終末期の褥瘡のケア

はじめに

　超高齢者とは，日本老年学会と日本老年医学会の定義では，90歳以上となっている．しかし，さまざまな個別性をもつ高齢者を一律に年齢だけで区切ることには限界もある．本項では，「暦年齢が90歳以上」に加えて「生理的予備能が低下することでストレスに対する脆弱性が亢進し，容易に生活機能障害，要介護状態，死亡などの転機に陥りやすい状態」「自然の摂理として，老化の延長線上の死を見据えてケアする必要がある人」なども加味して超高齢者の終末期の褥瘡ケアとしてのポジショニング，栄養管理，患者教育と家族支援などについて解説する．

1. 日本における超高齢者の終末期に関連した情報

　参考までに，厚生労働省の「人口動態統計（確定数）」2021年のデータでの死亡原因の第1位は悪性新生物，第2位は心疾患，第3位は老衰，第4位は脳血管疾患，第5位は肺炎となっている．老衰が第3位に上がってきたのは，日本の急速な高齢化が影響しているともいえるだろう．

　また，同じく厚生労働省の2021年の年齢別の死因別死亡数の割合では，この項の対象者である90歳以上の超高齢者の死因の第1位は老衰で24.0％，第2位は心疾患で17.8％，第3位は悪性新生物で12.2％となっている．

　加えて90〜94歳の死亡原因の順位で老衰は第4位，95〜99歳，100歳以上では第1位というデータもある．つまり超高齢者の終末期のイメージとしては，95歳以上で老衰死に向かっている人がさらに増加し，褥瘡管理に関しても，そ

の状況にどのように対応していくかを考える必要があると思われる．

厚生労働省の死亡診断書（死体検案書）記入マニュアルによると，老衰は「高齢者で他に記載すべき死亡の原因がない，いわゆる自然死の場合のみ」に用いると定義されている．老衰から他の病気を併発したり，病気や事故で亡くなったりした場合は，老衰は死因にはならない．しかし，超高齢社会を迎えている日本では老衰死が年々増加し，先に述べたとおり，2021年の人口動態統計月報年計の死因は老衰が第3位になっている．

参考までに，1950年代までの日本では現在のように死亡原因の第3位は老衰であったが，1950年代以降は，医療・診療技術の向上により，高齢者の死因について安易な老衰という臨床診断を下すことが避けられるようになった経緯があり，老衰が死因の第5位以内に入らなくなった時期があった．

しかし，近年は平均寿命が延びて死亡者全体のなかで高齢者の占める割合が増えたことや高齢者の死因は明確な傷病名をもって診断することが難しく便宜上，老衰としたり，医療現場が老衰死を自然死として受け入れるようになったりしたことなどが影響していると長寿医療ネットワークでは述べている．

本項では，急性期治療などの必要性はなく体調は比較的安定しているように見えるが老衰死に向かいつつある超高齢者の褥瘡管理について解説する．

a 何をもって老衰死に向かっていると考えるのか

高齢者の終末期の過程は，複数の疾病と機能障害をもち，認知症その他も関与しており多様で複雑であるため，その時間的経過を予測するのは容易ではない．老衰の目安は，身体能力の低下，食事量・体重の減少，睡眠時間の増加や会話の減少などと説明されているが，その時期を確定することは難しい場合も少なくない．悪性腫瘍や臓器不全などで終末期を迎える場合より，認知症や老衰などの場合は他に持病がなければ肺炎や尿路感染などを繰り返し起こすことが多く，残された時間，終末期を予測するのが困難であるといわれている．

全日本病院協会が終末期の条件としてあげている以下の3つの内容[1]がそろえば，超高齢者の終末期，あるいは老衰死に向かう状況と考えてよいと思われる．

①医師が客観的な情報を基に治療により病気の回復が期待できないと判断すること

②対象者が意識や判断力を失っている場合を除き，患者・家族・医師看護師などの関係者が納得すること

③患者・家族・医師・看護師などの関係者が死を予測し対応を考えること

b 「人生の最終段階における医療・ケアの決定プロセスに関するガイドライン」

　上記ガイドライン改訂がされ，医療や介護の現場でも適切な終末期の医療・ケアの決定が実現しつつあり，老衰死に向かうという人生の最終段階でも適応されてきていると思われるが，まだ十分に浸透していないと感じられることもある（**2-A-3**，**3-E-1** 参照）．

c 2021 年日本褥瘡学会の実態調査からの情報

　日本褥瘡学会が 2006 年，2010 年，2013 年，2016 年と 3 〜 4 年ごとに行ってきた褥瘡実態調査は，2021 年に第 5 回目が実施され，その報告が学会誌[2]に掲載されている．全国調査での限界もあり，日本全体の状況を反映しているデータではないと思われるが，ひとつの目安になるものであり学会誌[2]を参照していただければ幸いである．

　この項以降では，急性期の治療などを必要とせず，老衰死に向かいつつある人が少なくないと思われる「介護老人福祉施設（特別養護老人ホームなど）・介護老人保健施設で療養中や訪問看護ステーション介入にて在宅療養中の対象者」についての褥瘡保有者の状況などを，「特養・老健・在宅」と略して記載する．

　表 3-21 に示すように，85 〜 94 歳と 95 歳以上の褥瘡保有者は特養や老健では 60％ 以上，在宅では 44％ を占めている．施設の特徴から考え，当然の結果ともいえる．感染症など治療が必要な病気の発症で急性期病院へ入院すると，治療が功を奏し病態は改善しても，超高齢者の場合は，身体機能そのものが低下し，元の状態で自宅に復帰することが難しく特養や老健への入所となることも少なくない．また，介護者がいれば在宅に帰り，介護保険サービスなども導入しながら在宅療養が始まる場合もある．

　その他，興味深いデータとしては，同時に報告されている療養場所別の褥瘡の

表 3-21　療養場所別の褥瘡保有患者の年齢

年齢 (歳)	一般病院 (n = 1,629)		一般病院：療養型病床有 (n = 214)		大学病院 (n = 545)		介護老人福祉施設 (n = 62)		介護老人保健施設 (n = 98)		訪問看護ステーション (n = 165)	
	n	%	n	%	n	%	n	%	n	%	n	%
75 〜 84	513	31.5	73	34.1	149	27.3	15	24.2	22	22.4	36	21.8
85 〜 94	451	27.7	60	28.0	72	13.2	28	45.2	50	51.0	58	35.2
95 〜	75	4.6	13	6.1	9	1.7	11	17.7	13	13.3	15	9.1

（日本褥瘡学会実態調査委員会：第5回（2021年度）日本褥瘡学会実態調査委員会報告1 療養場所別自重関連褥瘡と医療関連機器圧迫創傷を併せた「褥瘡」の有病率，有病者の特徴，部位・重症度．褥瘡会誌．2023：25（2）：96-118より一部抜粋）

推定発生率は，特養 0.76％，老健 0.79％，在宅 0.82％ であり，大学病院 0.98％，療養型病床を有する一般病棟 1.07％，一般病院 1.15％ に比較すると少ないといえる．言い換えると，急性期の治療などが不要となって体調的には安定した状態で，特養，老健，在宅で生活している超高齢者は，急性期病院などで治療を受けている超高齢者より褥瘡発生率は低いともいえる．

表 3-22 より見えてくることは，90 歳以上の超高齢者が多く利用している特養・老健・在宅での日常生活自立度に関しては，「寝たきりで寝返りも打てない」C2 の褥瘡保有者割合として，特養では 61.3％　老健では 43.9％　在宅では 40.6％ と多く占めていることである．「屋内での生活は何らかの介助を要し，ベッドでの生活が主体ではあるが坐位を保つ」車いす移乗が可能な日常生活自立度 B1 と B2 の褥瘡保有者割合をまとめると，各施設順に 35.4％，48％，34.5％ であり（表中○），老健は入所目的が，「可能な範囲でリハビリテーションを実施し在宅復帰を目指すこと」であるため日常生活自立度 B の高齢者が特養より多いとも考えられる．

また褥瘡保有者のなかで要介護 4・5 と介護度が高い人々の割合は，特養 90.3％，老健 71.5％，在宅 54％ と半数以上である（表中○）ことが示されている．当然のことながら超高齢者の中での褥瘡発生危険度が高いのは寝たきり C，要介護 4・5 の状況の高齢者であるが，車いす移乗可能な高齢者の褥瘡保有者割合が 30％ 以上を示しているのは，車いす坐位での圧迫・姿勢などが影響しているともいえる．

表 3-22　療養場所別の褥瘡保有者の日常生活自立度及び要介護認定区分

自立度：認定区分	介護老人福祉施設 (n = 62)				介護老人保健施設 (n = 98)				訪問看護ステーション (n = 163)			
	n	%	n	%	n	%	n	%	n	%	n	%
J1　：要支援 1	0	0.0	0	0.0	0	0.0	0	0.0	2	1.2	0	0.0
J2　：要支援 2	0	0.0	1	1.6	0	0.0	1	1.0	2	1.2	7	4.2
A1　：要介護 1	0	0.0	1	1.6	2	2.0	2	2.0	4	2.4	6	3.6
A2　：要介護 2	1	1.6	0	0.0	0	0.0	8	8.2	17	10.3	17	10.3
B1　：要介護 3	3	4.8	4	6.5	10	10.2	16	16.3	24	14.5	21	12.7
B2　：要介護 4	19	30.6	23	37.1	37	37.8	38	38.8	33	20.0	30	18.2
C1　：要介護 5	1	1.6	33	53.2	6	6.1	32	32.7	14	8.5	59	35.8
C2　：非該当	38	61.3	0	0.0	43	43.9	1	1.0	67	40.6	22	13.3
欠損：不明	0	0.0	0	0.0	0	0.0	1	1.0	2	1.2	1	0.6

（日本褥瘡学会実態調査委員会：第 5 回（2021 年度）日本褥瘡学会実態調査委員会報告 1 療養場所別自重関連褥瘡と医療関連機器圧迫創傷を併せた「褥瘡」の有病率，有病者の特徴，部位・重症度．褥瘡会誌．2023；25（2）：96-118 より一部抜粋）

d 超高齢者の褥瘡管理

　以降は，特養や老健などの施設や在宅で療養している終末期の超高齢者（年齢ではなく老衰死に向かいつつある高齢者）の褥瘡管理に焦点をあて解説する．

2. 超高齢者の褥瘡管理の実際

a ポジショニングなど

　寝たきりの超高齢者では寝返りを打てる対象は少ないと思われ，寝たきり状態が長く続くと関節拘縮なども生じ，筋肉の減退などから病的骨突出もみられるようになるため，褥瘡発生リスクが増す．拘縮が生じ動けなくなってからは体圧分散マットレス（可能であれば圧切替型マットレス）を有益に活用し，褥瘡発生の原因となる同一部位への圧迫をなるべく回避していく．

　拘縮が生じている場合，褥瘡予防のためには骨突出部位の減圧は必須事項である．得手体位にて骨突出しやすい部位がある場合には，圧切り替え型で骨突出部位も底づきしない体位が維持できるような体圧分散マットレスを選択する．体圧分散マットレスは，使用する人の状態・状況をアセスメントし適切なものを選択する必要があり，在宅ではケアマネジャー経由で行う福祉機器指導員による選択および正しい使用方法の説明が必須である．

　マイクロクライメット microclimate という「皮膚とマトレスが接している局所皮膚の温度と湿度の状態」を管理する機能をもつマットレスなどもあるので，皮膚が脆弱となっている超高齢者で，自律神経系の問題などから発汗が多い超高齢者などに活用することが望ましい．

　自力で動けない場合には，安楽な体位を維持するためにもポジショニングクッション（ピロー）などで骨突出部に圧がかからないようにすることが求められる．

　体位変換も，病院などでは2時間ごとが有効とされ実施が推奨されてきたが，体位変換時間と褥瘡の発生率に関する諸外国のデータなどに基づき，「褥瘡予防・管理ガイドライン（第5版）」では「体圧分散マットレスを使用した上で4時間をこえない体位変換間隔」を提案している[3]．特養や老健，在宅では人手の問題もあり，1日のうちに何度も有効な体位交換を実施することが難しい場合もあるので，スモールチェンジという「身体の一部を移動させることで血液循環の変化を起こす方法」を実施することにより，褥瘡発生を予防できる場合もある．

　スモールチェンジには，以下の3つの方法がある．

　①置き直し

　②自重圧の開放：圧抜き

　③間接法（図 3-28 参照）

②の自重圧の開放：圧抜きは，ポジショニング用グローブ（**図 3-13** 参照）を効果的に使用し，身体とマットレスが密着している部位に床面を押すように腕を挿入して行うと挿入しやすい．対象者に話しかけながら，介護者への負担も比較的少なくできるので可能な範囲でこまめに行うことで，同一部位への圧迫に伴う血流の阻害を緩和できる方法ともいえる．

超高齢者の場合，皮膚の乾燥や弾力性の低下・浮腫などでさらに傷つきやすいため，寝衣やシーツなどのよれを生じさせないよう，皮膚に衝撃を与えないよう配慮しつつポジショニングを行う必要がある．

また，清潔ケアや排泄ケアの際に必ず全身の皮膚の状態を観察して，圧を回避しても消退しない発赤部位を早期に発見し，その部位の圧迫を減少させることにより，褥瘡予防につなげることが可能な場合もある．

超高齢者で老衰死を迎える可能性がある場合には，皮膚表面の脆弱性もさらに増しており，スキン–テア（皮膚裂傷）なども発生しやすく，治癒しにくいことは周知の事実である．ポジショニング実施の際にもそういった状態にならないよう，上肢や下肢を動かす際には下から支えるように持ち上げ，ベッド柵や床にぶつけないよう配慮しながら行う．

車いす移乗できる場合は，家族によっては寝たきりではない，という安心感があるかもしれないが，車いす坐位での褥瘡発生リスクもあるため，車いす用の体圧分散クッション活用やポジショニングクッションなどによる安定した（どこか一点に圧迫が集中しない）姿勢維持など，寝たきりとは異なる部分での褥瘡発生予防に関するポジショニングについての対応が重要である．

b 栄養管理

加齢によって起こる身体の変化として，脂肪や蛋白質の分解，肝臓での蛋白質合成能の低下があるうえに，高齢者は蛋白質（特に消化吸収率の高い肉類など）の摂取量が低下するため，低アルブミン（Alb）血症に陥りやすい．こういった高齢者の状況に，何らかの疾患が加わることも少なくないため，どのように改善させていくかが悩ましいところでもある．低栄養状態は，褥瘡発生時の治癒力にも影響してくるので，普段より経口摂取が可能であればなるべく高栄養で食べやすい食事内容とし，補助栄養食品なども追加しながら，改善を目指す．分子レベルで見た健常人の構成要素で蛋白質は17％となっているが，11.9％以下になれば窒素死（蛋白質不足がもたらす死）に至ることもある．それゆえ，高度な低Alb血症の高齢者には経管栄養や経静脈栄養も行い，改善に努めることも検討する．

しかし，そうなる前にできるだけ経口摂取の維持に努めることは，唾液の分泌促進・おいしいものを味合うという「生きることを楽しむ」という意義もある．

同時に口腔ケアを日常的に丁寧に行うことは，嚥下機能の低下を防ぐことにも回復させることにもつながる．

　例えば，意識状態が清明な時間が短く口呼吸状態の高齢者は，唾液の分泌も低下し口腔内が乾燥するため，定期的に口腔ケアを実施し水気を補い湿らせることで，唾液の嚥下などが円滑になる場合もある．

　誤嚥の頻度が増してきた場合には，嚥下機能を評価し，誤嚥性肺炎などのリスクアセスメントを行い，嚥下可能な食事内容を検討していくことも必要となる．管理栄養士やST（言語聴覚士）など専門職とチームで検討していくことが望ましい．

　病院や，在宅復帰を目指す目的もある老健などでは，褥瘡発生の危険因子となる低栄養状態を確認する指標：血中 Alb 値・体重減少率・上腕周囲長・血清ビタミン D・栄養状態のスクリーニングツールの活用などが展開しやすいかと思われる．しかし，特養や在宅では定期的な検査データを入手することが容易ではない場合もあり，栄養状態を把握することは難しくなるともいえる．それでも定期的な血液検査で栄養状態の変化を見ることを希望するか否かは，主治医や本人・家族とともに，検討するべきである．

　低栄養や消耗を示すデータとしてはリンパ球数・Alb 値・TC（総コレステロール）値・Hb 値・P（リン）値の低下，高齢者に発生しやすい脱水を示すデータとしては Ht（ヘマトクリット）値・Alb 値が濃縮効果で高値となり，UN（尿素窒素）と Cr（クレアチニン）の比（UN/Cr）が大きくなる．その際に高齢者への対応として注意すべきなのは「高齢者ほど検査値の個人差が大きい」ということである．参考までに，日本人間ドック学会による「年齢差のある（各検査データの）基準範囲」では，Alb 値は男性の場合，30 〜 44 歳では下限 4.1，上限 4.9，65 〜 80 歳では下限 3.9，上限 4.7 と提示し，高齢で低値になるのは活動性が低下し栄養状態が悪くなりやすいためと考えられている．女性の場合は年齢にかかわらず，Alb 値は下限が 4.0，上限が 4.8 である．

　こういった検査データに関しても，前述した「人生の最終段階における医療・ケアの決定プロセスに関するガイドライン」に則った対応，高齢者の家族にも検査データの意味やその経過を説明しつつ，どのような対応を実施していくかを話し合うことが基本である．

　超高齢者は身体のさまざまな機能も低下してくるため，積極的な栄養対策の効果がどのように出るかにも個人差があり，その決定をしていくにも本人や家族などとの丁寧なやりとりが必要といえる．

C 患者教育

　超高齢者でも，きちんと本人が自身の意向を伝えることができる対象者には，

現在の状態を伝え，（将来的な展望まで予測することは難しい場合もあるが）褥瘡発生などの危険に関しては情報提供する必要がある．さらに，可能であれば，本人になるべく同一体位ではなく，ベッドの上で寝がえりをうつ，仰臥位でベッド上で腰を持ち上げるなどの動作の必要性を説明し支援しつつ協力を仰ぐ．

認知症状のある超高齢者の場合には，その人の理解の状況に合わせ，繰り返し心身両面に苦痛や負荷を加えないような運動（ベッド上での手足の屈伸・寝返り，車いすに座っての運動など）を一緒に実施することで自力でできるようになる可能性も0ではないと思われる．

また寝たきりで得手体位などがある人には，ベッドの配置などの工夫とあまり向きたがらない方向に，ポジショニングクッション（枕）などで苦痛がないよう配慮しながら，本人の興味があるものや，好きなもの（絵や写真など）を置いて，楽しんでもらうなどの工夫はできる．

「もうお迎えが近いから自由にさせて」とか比較的元気な高齢者のなかでは「ピンコロ（ピンピンして元気に過ごしある日突然コロっと逝去する）が理想」と話すのをよく耳にする．しかし，ピンコロは高齢者が想定するほど簡単なことではない．そのため，身近なことでできることから環境調整（介護ベッドや体圧分散マットレス・手すりなどのレンタル開始）や食事や水分摂取の促し（栄養の整えの提案・補助栄養剤の導入など），適度な運動（居室などでの生活動作のアドバイスや訪問リハビリテーションの導入）などについて，できるだけ早めに実行に移したり，対応が難しければ，繰り返し説明したりする機会をつくることが必要である．とはいえ，在宅では，実際には，超高齢者やその家族の思いも強く，生活環境や習慣を変更するのは難しい場合もある．

筆者が所属する住宅型有料老人ホームでは，毎年誕生月に医療や介護，終末期の対応に関する希望などの情報を得るアンケートを実施しているが，終末期の対応に関しては「わからない」という回答が多い．そうなってみなければわからない…と思うのは当然のことではあるが，現状から予測できる将来に関してのことを本人や家族に考えてもらうことは，いずれは看取りの時期を迎える家族にとっても必要かつ大切な内容である．

老衰に向かいつつあり，話す機会が減ってきていることを察知する前に，なるべく本人が最期をどう迎えたいかを確認することができるとよいが，これまでの関係性もあり，いきなりは難しい場合もあると思われる．早期に事前指示（advance directive）を得ておくことが理想的といわれ久しいが，超高齢者およびその家族であっても，こういった話題を「縁起でもない」ととらえる場合もある，デリケートな問題なので，アプローチする際には関係者の反応を見つつ，意向に配慮しながら対応することが不可欠である．

d 家族指導

　超高齢者で生活自立度がＣやＢであったり　介護度が要介護4・5の対象者に関しては褥瘡が発生しやすく，予防しにくいという情報を早めに説明する．さらに老衰死への過程では，褥瘡発生を防ぎきれないこともあり，組織耐久性や免疫力・治癒力の低下なども強く生じてくるので，発症した場合には感染に陥りやすく，治癒しにくいことも伝えつつ，できる対応策についても指導する．

　特に在宅では老々介護であったり，介護者への負担が重くなったりすることは少なくないので，有益な体圧分散マットレスの導入や正しい使い方，スモールチェンジの意義や方法，栄養の整え，清潔ケアや排泄ケアの際の皮膚の異常の発見方法など褥瘡予防や早期の異常発見などについてタイミングよく，わかりやすく指導する必要がある．

　自力で動けないため，安楽な体位を維持するためにもポジショニングクッション（ピロー）などで骨突出部に圧がかからないよう対応する方法を関わる介護者や家族に提案し，実施可能な方法を指導していくことが求められる．そして，気づいたことや困ったことの相談先を明確にしておくことも大切である．

　超高齢者だから，家族も終末期に向かっていると認識し，なるべく自然な状態で穏やかに最期を迎えてほしいというご要望の人が多いかと思われる．しかし，在宅での看取りを考えている家族のなかには，超高齢者である家族が生きていることを大切にし，できるだけ，治療なども実施し，長生きしてほしいと願っている人々もいるということを忘れずにいる姿勢が必要である．医療者は時に，ここまで精一杯生きてこられたから…（延命治療はもう…）のようなパターナリズムに陥りがちな場合もあり，悪気なく家族の意向とは異なった内容の発言をしてしまうこともあるかと思われる．家族の意向を汲み取る配慮はより重要と考える．

　前述したが，褥瘡発生が防ぎきれないと思われる療養者の家族などには，発生危険度が高いことや全身状態などからの限界もあることなどを説明しておき，介護者が罪悪感をもたないような配慮も必要である．また発生した場合にも，本人の苦痛が最小限であることを目指した管理やケア方法を関係者で話し合い，感染予防に努めつつ，シンプルで，経済的側面にも配慮した処置方法を決定していくことが重要といえる．

　医療者は，倫理原則のなかでの善行や正義の原則に基づいた対応を目指しているが，在宅療養者への対応はその意図に外れた内容となる場合も少なくないと思われる．

　前述したガイドラインに示されているように，本人の意向が確認できなくなってからは家族などの意思決定の代理人に納得していただけるような説明と，どこまで対応していくかの見通しや希望を明確にしつつコンセンサスを得ていくプロ

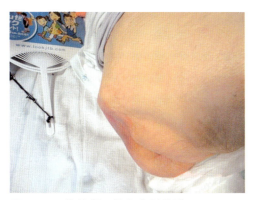
図 3-50　仙骨部の骨突出が著明

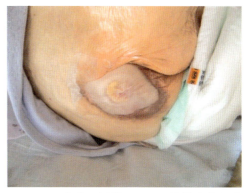
図 3-51　皮膚に追従しやすい板状皮膚保護剤とポリウレタンフィルム材貼付で摩擦・ずれを予防し，褥瘡の痛みや悪化を緩和

セスが大切である．

3. 在宅での終末期の超高齢者の症例

症例：慢性的な症状への治療は継続も心身の状態は安定し，本人の希望を優先しつつも褥瘡の悪化や苦痛の緩和を実施し，穏やかに在宅で最期を迎えた症例

　90歳代前半の女性，胸水の貯留があり在宅酸素療法を実施，なんとなく死期が近いことを本人も同居の家族も認識し，在宅で週2回訪問看護の支援を受け生活していた．るい痩顕著およびほぼ寝たきり状態で，仙骨部の骨突出が著明だった（図 3-50）．介護ベッドと体圧分散マットレスのレンタル開始を提案するが，死去された夫が使用していたベッドで最期を迎えたいとの強い希望あり，家族も本人の思いを大切にしたいとの意向であった．高機能型体圧分散マットレスのレンタルを開始したが，呼吸苦もあり，ヘッドアップ60度維持で仙骨部の摩擦・ずれなどは回避しにくい状態であった．その部位に一部，表皮剥離（真皮までの褥瘡）が発生した．薄いハイドロコロイド材で被覆し痛みと褥瘡への摩擦の回避を図ったが，よれてしまう状況であった．主治医に柔らかく皮膚追従性のある皮膚保護剤とポリウレタンフィルム材で患部を被覆（図 3-51）することを提案し，本人・家族にも了承を得て実施した．痛みの自覚もなく，摩擦・ずれを予防し褥瘡を悪化させず，最期を迎えた．

〔南 由起子〕

文 献

1) 日本病院協会：終末期医療に関するガイドライン. 2016.
   https://www.ajha.or.jp/voice/pdf/161122_1.pdf
2) 日本褥瘡学会実態調査委員会：第5回（2021年度）日本褥瘡学会実態調査委員会報告1 療養場所別自重関連褥瘡と医療関連機器圧迫創傷を併せた「褥瘡」の有病率, 有病者の特徴, 部位・重症度. 褥瘡会誌. 2023；25（2）：96-118.
3) 日本褥瘡学会編：褥瘡ガイドブック —褥瘡予防・管理ガイドライン（第5版）準拠. 第3版, 照林社, 2023.
- 内田陽子ほか編著：施設におけるエンドオブライフ・ケア —介護者が知っておくべき基礎知識. ミネルヴァ書房, 2015.
- 沼田貴子ほか：褥瘡リスクが高い状態での予防ケア. エキスパートナース. 2018；34（7）：12-23.
- 山田俊幸ほか：高齢者の検査値を見るときに注意したいこと. エキスパートナース. 2020；36（11）：12-23.
- 健康長寿ネット：「人生の最終段階における医療・ケアの決定プロセスに関するガイドライン」の改訂について.
  https://www.tyojyu.or.jp/net/topics/tokushu/koreisha-end-of-life-care/guideline-kaitei.html

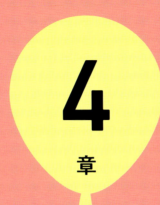

4章

在宅における終末期の褥瘡

A. 病院から在宅へ終末期褥瘡の ケアのポイント

はじめに

　日本は，超高齢多死社会を迎え，人が住み慣れた地域や長年暮らした家で，人生の最終段階を迎えることができる社会の仕組みづくりが推進されている．

　高齢者の最終段階（終末期）の過程は，多様かつ複雑でありそれぞれ経過が異なる．終末期というと，末期がん患者への看護というイメージがあるかもしれない．しかし，慢性心不全や呼吸器疾患などの臓器不全，認知症，老衰，脳血管疾患など，非がんといわれる慢性疾患の末期状態で療養する人々も，終末期の看護を必要としている．

　終末期の在宅療養者は，複数の褥瘡発生要因を持ち合わせ，褥瘡発生リスクの高い状態にある．ひとたび褥瘡が発生すると，褥瘡は難治性のことが多くケアには苦痛を伴い，療養者や家族の QOL を低下させる要因となる．また，在宅における終末期の療養者は高齢者ばかりではなく，小児や成人など年齢を問わず看護を必要としている．同時に，在宅における終末期褥瘡の看護は，その家族も含めたケアが大切である．

　本項では，在宅における終末期の褥瘡ケアのポイントをふまえ，在宅療養者の終末期の褥瘡ケアへの向き合い方を述べる．

1. 在宅療養者の終末期における不可避褥瘡（UPI）

　日本は，高齢者の占める人口割合が上昇し，2025 年には団塊の世代が後期高齢者となることにより，さらに高齢化が進展する．

　厚生労働省の 2022 年人口動態統計月報年計（概数）の概況[1] では，75 歳以上の後期高齢者の死亡数は，2012 年から全死亡数の 7 割を超えている．また，死因別死因順位では，第 1 位は悪性新生物〈腫瘍〉〔全死亡者に占める割合は 24.6 %（前年度 26.5 %）〕，第 2 位は心疾患〔同 14.8 %（前年度 14.9 %）〕，第 3 位は老衰〔同 11.4 %（前年度 10.6 %）〕となっている．

　さらに，厚生労働省「令和 4 年度人生の最終段階における医療・ケアに関する意識調査の結果について（報告）」[2] によれば，医療・介護職以外の一般国民は，病気で治る見込みがなく，およそ 1 年以内に徐々にあるいは急に死に至ると考えたとき，最終段階に過ごす場所を「自宅」とあげた者が 43.8 %（「介護施設」は 10 %，「医療機関」は 41.6 %）であった．

　地域で暮らす人々は，がんや心不全など慢性疾患の末期や，老衰による高齢者

の終末期に，住み慣れた場所で人生最期の大切な時間を過ごしたいと望み，終末期の在宅医療・ケアのニーズが拡大している．

終末期の在宅医療・ケアでは，疾患や状況によって提供される医療やケアは多様である．

がんの末期では，緩和ケアに焦点を当て，老衰など非がんの終末期では各機能の低下による経過を辿るなかで，安らかな最期を迎える支援が必要となる．そのような在宅療養者の終末期には，圧迫やずれに加えて，終末期の低循環・低酸素血症・多臓器不全による皮膚の血流不全に伴って生じる皮膚の脆弱性に起因する，不可避褥瘡（UPI）がある．

筆者は以前より訪問看護ステーションや介護施設などに対し，褥瘡ケアの相談対応を実施している．同行訪問を実施した褥瘡を有する対象者の転帰は，治癒・改善が52％，保有死亡が26％，入院11％，継続が7％，中止・終了が4％であった[3]．保有死亡のなかには，この終末期における不可避褥瘡（UPI）に該当する療養者が存在していると考える．

終末期の在宅療養者やその家族に接していると，終末期における褥瘡に対し，経験や見聞から「このまま全身状態が悪化していく予兆」「褥瘡（床ずれ）ができると死が近い」など，病状の悪化や死への不安感をもっている人が多くみられる．在宅療養者や家族にとって，褥瘡の発生や悪化が死に直結し，治癒や改善が存命への希望に結びついている印象がある．

さらに褥瘡の発症により，療養者は，疾患や障害による身体的苦痛症状に加え，褥瘡ケアに伴う痛みや恐怖心，ケアを家族に委ねることによる心苦しさや申し訳なさなど，精神的な苦痛，社会的苦痛，死に直面した心の痛みも抱えるといえる．

終末期における褥瘡の発生，さらに重症化した褥瘡の存在は，療養生活やQOLを脅かし，療養者とともに時を重ねる家族にとっても不安の材料になる．

終末期の在宅療養者が，最期を迎えるまでの期間，不可避褥瘡（UPI）と付き合うことになっても，自分の人生をよりよく生ききることができるように，また尊厳をもって死を迎えられるように支援をすることが求められる．

2. 在宅療養者の終末期における褥瘡発生要因

疾病や障害を有する在宅療養者は，終末期に至る前からすでに高齢化に伴う機能の低下，基礎疾患や障害の影響などにより，褥瘡発生リスクは高い状態にある．終末期には，さらに病的骨突出，関節拘縮，尿・便失禁，低栄養，日常生活自立度の低下が深刻化する．

がん終末期の在宅療養者は，疾患の進行や治療に伴う痛み（がん性疼痛）が出現

する．痛みにより活動性や可動性は低下し，さらに安楽な同一体位のみを長時間持続している場合，局所への圧迫が集中し褥瘡が発生しやすくなる．放射線治療や化学療法を行っている場合は，それらの影響により味覚・粘膜異常，下痢などを生じることで体重減少，貧血，低栄養を引き起こし，結果，骨突出や浮腫，組織耐久性の低下により，褥瘡が発生しやすくなる．

　非がん（老衰，認知症，関節拘縮や長期の臥床状態となる脳血管疾患，神経難病など）終末期の在宅療養者は，機能の低下，呼吸困難，嚥下障害，食欲不振，倦怠感，疼痛，精神症状の変化が，褥瘡の発生要因となる活動性や可動性の低下，低栄養，関節拘縮，尿・便失禁などを引き起こす．

　さらに，各家庭の療養環境，ライフスタイル，介護力，価値観などが，褥瘡ケアや管理に影響する場合もある．特に療養環境においては，生活で生じる外力に加え，居室や寝具内の温度と湿度，失禁によるおむつ内環境，ポジショニングクッションなどの素材がマイクロクライメットに影響を及ぼし，速やかな創傷治癒過程を阻害するだけでなく重症化する要因にもなる（図 4-1 〜 4-6）．

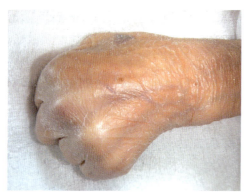

図 4-1　終末期の在宅療養者：ドライスキンを伴う脆弱な皮膚

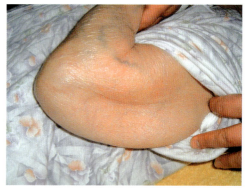

図 4-2　終末期の在宅療養者：浮腫を伴う脆弱な皮膚

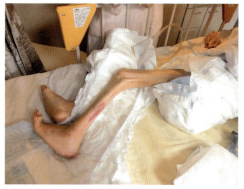

図 4-3　終末期の在宅療養者：低栄養，病的骨突出，足部浮腫

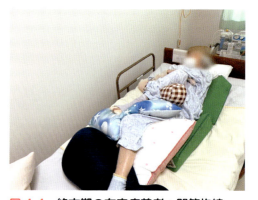

図 4-4　終末期の在宅療養者：関節拘縮

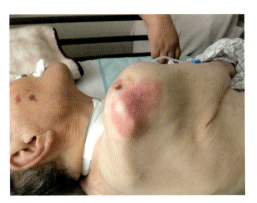

図 4-5 終末期の褥瘡：肩峰部 d1

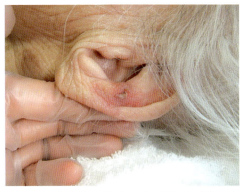

図 4-6 終末期の褥瘡：耳介部 d2（枕による圧迫）

3. 在宅療養者の終末期における褥瘡の特徴・観察・ケアのポイント

a 好発部位

褥瘡は，終末期に限らず骨突出部が好発部位となる．

終末期の肺がんや慢性呼吸器疾患では，呼吸困難などの状態により安楽な姿勢が坐位のみであった場合，褥瘡は尾骨部や仙骨部などに発生しやすくなる．また，終末期の長期臥床にある脳血管障害の療養者は，関節拘縮による関節可動域の制限により身体が変形し，褥瘡好発部位である骨突出部以外（前前腕部と前上腕部の密着面，後上腕部と前胸部の密着面など）にも褥瘡を発症する場合がある．さらに，薬剤を用いた症状（疼痛）緩和を行っている場合，薬剤の効果による知覚の低下により，圧迫部位の痛みを感じにくくなり褥瘡を発症する可能性もある．

b アセスメント

終末期の在宅療養者の皮膚は，治療背景や疾病の進行などにより，皮膚の生理機能が低下し脆弱な状態にあることから，わずかな刺激であっても皮膚は容易に損傷を生じやすい．さらに終末期は，免疫機能低下，治癒力低下などにより，褥瘡は発生しやすい状態にある．褥瘡を発症すると，創傷治癒が遷延しやすく重症化リスクも高くなる．そのため日々の予防的ケアに留意し皮膚をアセスメントすることが大切である．

また，終末期の在宅療養者は，生活に支障をきたす状態になると介護ニーズが増加し，療養生活上のケアを家族や他者に委ねることが多くなる．日常的に皮膚を観察する機会が多い家族や介護ヘルパーは，褥瘡発生時の第一発見者になる可能性も高い．しかし皮膚には，発赤，びらん，潰瘍などを含め，褥瘡に似た炎症や感染症，腫瘍などがあり，褥瘡との鑑別が困難な症例もある．家族や介護ヘル

パーには，終末期に発症した皮膚障害を褥瘡か否かと判断することが困難な場合もある．

皮膚のアセスメントは，視診，触診，発生経緯，外力がどのように加わっているのか，なぜその部分に皮膚障害があるのか，どのようなスキンケアを行っているのか，という視点から観察を行い，褥瘡好発部位に生じるさまざまな皮膚疾患の知識をもつことも大切である．

さらに，1日をどのように過ごしているのか，安楽な姿勢，好みの体位，多くの時間をどのような場所でどのような姿勢で過ごしているのか，薬剤の使用状況や効果も含め，療養生活全体を見る視点が大切である．

皮膚の観察は，療養者の身体的負担の低減を重視し，清潔ケアや更衣，おむつ交換などの際に行う．あらかじめ家族や介護ヘルパーには，褥瘡好発部位や皮膚の観察方法などを伝え，褥瘡の予防，早期発見に努めることも必要である．

療養者の心身の状態を多面的にアセスメントして，苦痛の緩和と褥瘡ケアのバランスを評価することが必要である．

C スキンケア

褥瘡や皮膚障害の予防には，スキンケアを継続することが重要である．スキンケアは，健やかな皮膚の維持・向上に加え，爽快感，心地よさなどを感じることや，皮膚に触れることで心身への安心感を与える快の効果があると考える．一方，終末期の療養者は，倦怠感，呼吸困難感，疼痛などの身体的苦痛から，他者に動かされることや触れられることを不快に感じることもあり，スキンケア自体が苦痛になる場合もある．

スキンケアがつらいケアではなく，ひとときでも「快さ」を感じられるケアとなるよう，本人や家族の希望，そのときの身体状況などを考慮したうえで，その家庭やその人に合ったスキンケア方法を提供することが求められる．

1) ポイント

- スムーズにケアが行えるように，ケアの手順を確認し，スキンケア用品，衣類，おむつ類などはあらかじめ準備しておく．
- ケアは複数名で行い，ケア中の体位変換回数は，最小限かつ短時間に行う．
- 一度に全身すべてのケアを実施することが困難な場合は，数日かけて部分的に分割して実施し，療養者の負担の軽減を図る．
  - 洗浄のスキンケア
    - 洗浄剤は，弱酸性の泡状皮膚洗浄剤やセラミド成分配合洗浄剤を使用し（図 3-2 参照），たっぷりの泡を用いた愛護的な洗浄を行う．
    - 身体的苦痛や体位の保持が困難な場合，十分な洗い流しが困難な場合，手早

く皮膚の清浄化を行いたいときなどは，洗い流しが不要で拭き取れるタイプのクリーム状洗浄剤などを用いて手早くケアを行う．

- 保湿のスキンケア
  - ・終末期の療養者は，乾燥や浮腫により皮膚のバリア機能が低下しているため，日常的な保湿のスキンケアが大切である．
  - ・保湿のスキンケアを行う際は，皮膚への摩擦を避け，保湿剤（図 3-5 参照）を両手に取り馴染ませたうえで，療養者の皮膚に手を優しく密着させながら，潤いが皮膚に染み込むように心を込めて行う．
  - ・乾燥のある皮膚は，セラミド成分配合のローションタイプやゲルタイプ，スプレータイプ（ミスト・フォームなど）の保湿剤（図 3-5，6 参照）が角層内部の保湿効果に期待できる．
  - ・スプレータイプの保湿剤は，皮膚に散布して塗布できるため，皮膚への摩擦が少なく広範囲に簡便に使用でき，手の届きにくい部位にも適している．
  - ・浮腫のある皮膚は，水分含有量の多い保湿剤を使用すると水分の蒸発に伴う皮膚の乾燥を招く場合があるため，低刺激のクリームタイプやローション（乳液タイプ）を用い，皮膚を擦らず馴染ませるように使用する．
- 保護のスキンケア
  ①排泄物から皮膚を保護する

  終末期の在宅療養者は，腸管の炎症や浮腫，直腸内の便の貯留（陥入便）などにより，少量の排便が頻回にみられる場合がある．

  失禁でおむつを使用している皮膚は，浸軟や失禁関連皮膚炎 incontinence associated dermatitis（IAD）を生じる可能性が高く，さらに褥瘡を発症する場合もある．また，使用しているおむつの通気性によってもスキントラブルを生じる可能性がある．洗浄のスキンケアの後，撥水性保護剤を用いて，排泄物が付着する部位と，おむつで覆われている皮膚を広範囲に保護する．

  撥水性皮膚保護剤は保湿剤同様，さまざまな剤形がある（図 3-9 参照）．家族がケアを実施する際，軟膏やクリームタイプの撥水性保護剤は，使用量が多くベタついている，皮膚に直接塗布しているため摩擦が生じているなど，適切にケアが行えていない例もある．家族にケアを委ねる際は，実演しながら丁寧に説明を行うことが大切である．保護剤の塗布に時間がかかり本人の苦痛が生じている場合は，噴霧して使用するオイルタイプのものなどを提案し，簡便に確実なケアが行えるように支援する．

  保護のスキンケアに加え，おむつは，透湿性に優れた皮膚への刺激が少ない弱酸性の製品や，水様便に対応する便失禁専用のパッドを用いることで，スキントラブルの予防につながる．

②外力から皮膚を保護する

骨突出部にポリウレタンフィルムドレッシング材などの被覆材（**図 3-8** 参照）を用いる場合は，外周部の剥がれに伴う短期間の頻回な交換によって生じる剥離刺激や，剥離方法の誤りから生じる皮膚損傷に注意が必要である．

皮膚の状態は被覆材の貼付が可能であるかを確認し，貼付部の違和感や剥離時の疼痛などに留意し，被覆材を選択することが望ましい．

被覆材の貼付による保護が難しい場合は，皮膚を薄膜状に被覆する皮膚被膜剤などを用いたケアも検討する．

d 体圧分散のケア

体圧分散のケアは，褥瘡発生・悪化予防の観点から，体圧分散寝具やポジショニングクッションを用いて行うことが大切である．

終末期の療養者は，筋力低下，活動性・可動性の低下，皮膚のゆるみ，病的骨突出，関節拘縮をきたしていることが多いため，体圧管理機能に優れた体圧分散マットレスを第一選択とすることが望ましい．一方，痛みや呼吸困難，悪心などの症状がある場合，効果的な体圧分散が困難になることもある．終末期の在宅療養者の体圧分散ケアは，苦痛の排除と緩和を優先した体圧分散用具の選択とケアの実施が必要である．

1) 体圧分散マットレスの選択（3-B，3-C-2 も参照）

終末期，寝たきり状態が長期に及んだ場合，体圧分散マットレスは食事・排泄・清潔ケアなど生活のすべてを行う「居住空間」にもなるため，寝心地のよさや，家族のケアのしやすさにも考慮が必要である．

失禁，発熱や発汗，苦痛症状により同一体位しかとれない，などの状況は，皮膚とマットレスとの接地面で生じる皮膚温と湿度（マイクロクライメット）に影響を及ぼす．マイクロクライメット管理の機能を備えたエアマットレスを使用することで，体圧分散に加え皮膚の温度と湿度の調整にも期待ができる．

活動性・可動性が低下し，自力で体位変換ができない場合は，体圧分散効果を考えると交換型の圧切替型エアマットレスが望ましい．エアマットレス使用時の「浮遊感が苦痛になる」「圧切り替えの波動で痛みが増長する」「身体の沈み込みが痛みを誘発する」などの訴えに対し，さまざまなモードを活用し，エアセルの波動や硬さの程度を変えることにより，体圧分散と痛みや苦痛の緩和も可能となる．また，病的骨突出が顕著である場合は，骨突出部に適した圧分散と受圧面積の得られる低圧保持エアマットレスを選択する．

さらに，スモールチェンジによる体位変換機能のあるエアマットレスは，体位変換には対角線上のマットが傾き，角度も小さいため，1 方向へのずれが回避で

きる．そのため，体位変換による疼痛がある場合や，るい痩により大きなずれ力が生じやすい療養者などにも，安心して使用できる．

　体圧分散マットレスは，多種多様な製品と特徴があり，どれでも効果は同じではなく，選択・管理方法が不適切であると褥瘡の発生や悪化を招く場合がある．療養者の状態や生活に適した体圧分散マットレスの選択は，療養者の安全安楽な生活とQOLの向上につながる．

2）ポジショニング・移動介助の支援

　褥瘡発生・悪化の予防には，高機能エアマットレスの使用のみでは十分とはいえず，定期的な背抜きや圧抜き，ポジショニングを行うことが望ましい．

　浮腫や脆弱な皮膚の療養者に背抜きを行う場合，手技によっては皮膚を損傷する可能性がある．ポジショニング用グローブを使用し，摩擦の軽減を図ることや，体幹をわずかに起こす・傾けることなどでも圧抜きを行うことができる．また，用手的にエアセルを圧迫し，一時的に圧迫を解除する方法もある．

　エアマットレスの下に小さなクッションなどを挿入し（図4-7），定期的にクッションの位置を移動することで小さな体位変換を行えるスモールチェンジという方法もある（図3-28参照）．家族が1人で実施しやすい圧再分配の方法としては，四肢の位置を変える，挿入したクッションの位置を変えるなど，圧を移動させるスモールチェンジもある．従来の大きな体位変換に，スモールチェンジを併用したケアは，家族の介護力などを配慮したうえで，効果的な体圧分散と安楽さを検討し実施することが大切である．

　終末期の在宅療養者の移動介助をする際，力まかせの介助は，本人の苦痛を増強させるばかりでなく，皮膚への圧迫やずれ・摩擦が生じることから褥瘡発生の

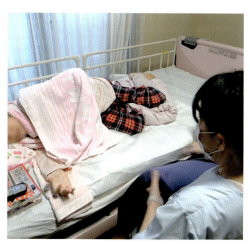

図4-7　エアマットレスの下に小さなクッションを挿入

原因にもなりうる．療養者の身体や安全を守るためにも，移動用シートやポジショニング用グローブなどの福祉用具の使用を検討することが必要である（図3-12, 3-13参照）．

また，おむつや寝衣の交換時，シーツ交換の際にも摩擦が生じやすくなる．おむつ交換時の身体の移動や，体位変換による苦痛を最小限にしようと，尿取りパッドを引き抜いたり，引っ張って取り出すことにより，仙骨部や尾骨部の皮膚には強い摩擦とずれが生じる．おむつ交換や寝衣交換時は，体位変換を左右一度ずつで行えるように，あらかじめおむつや着衣を定位置に用意し手際よく実施する．

ポジショニングは，リラックスした姿勢が確保できるため筋緊張がゆるみ，拘縮の予防や呼吸，循環，食事や排泄によい影響を与える．療養者の身体に触れる際は，今から何を行うのか，どこに触れるのか，本人の気持ちと呼吸の準備が整ったうえで実施することが望ましい．家族が行う介助やポジショニングは，かけがえのない家族のぬくもりを感じ合う場でもある．介助時の言葉がけやふれ合いは，本人にやすらぎや安心感を与え，心身の疼痛や苦痛を緩和するなど，褥瘡悪化や予防の観点以外にも大きな効果があるといえる．

e 栄養のケア

在宅療養者の栄養ケアは，低栄養になってから始めるのではなく，低栄養を予防するという意識をもって支援することが重要である．在宅では，自立している高齢者などにも低栄養状態がみられる．そのような状態にある療養者が，疾患や障害により終末期へ移行すると，より褥瘡発生リスクは高くさらに重症化しやすい．

終末期の在宅療養者にとって，必要摂取カロリーや蛋白質の補給は，褥瘡発生や重症化の予防においても大切である．一方，病状の進行や薬剤の使用による食事摂取量の低下や味覚障害，嚥下障害などで十分な栄養を摂取できない状況もある．

終末期における栄養管理，経口摂取の継続や支援については，本人や家族の価値観，医療従事者の考えもさまざまである．

終末期の在宅療養者の栄養管理は，単に栄養摂取だけではない，食のあり方や向き合い方を考えることが大切である．見た目も喉越しもよい保形軟化食品，食感や清涼感を感じるゼリーやプリン，季節を感じるかき氷など，必要な栄養摂取は困難であっても，病状に合わせた工夫や，食べる楽しみを感じられるような支援を心がけたい．

また，人には，幼少期から馴染みのある懐かしい味，大切な人と一緒に食べた思い出の味，人生の楽しいライフイベントを思い出す味など，家族や大切な人と一緒だから感じられる，食べる喜びもある．終末期の療養者が望む，食への想いや思い出の味を堪能できるような支援を大切にしたい．

〔岡部 美保〕

文 献

1) 厚生労働省：令和4年（2022）人口動態統計（確定数）の概要.
https://www.mhlw.go.jp/toukei/saikin/hw/jinkou/kakutei22/dl/02_kek.pdf

2) 厚生労働省：令和4年度人生の最終段階における医療・ケアに関する意識調査の結果について（報告）.
https://www.mhlw.go.jp/content/12601000/001103155.pdf

3) 岡部美保：訪問看護ステーションにおける皮膚・排泄ケア認定看護による他事業所への相談活動の実態と課題. 褥瘡会誌. 2014；16, (4) 505-11.

- 平原佐斗司：チャレンジ！ 非がん疾患の緩和ケア. p.22-7, 南山堂, 2015.

- 青木和惠：第1特集終末期がん患者の褥瘡ケア. 緩和ケアとして展開するがん終末期の褥瘡ケア. 看技. 2018；8(64)：4-6.

- 青木和惠：終末期がん患者における褥瘡の形態的特徴と経過および悪化要因. 日創傷オストミー失禁管理会誌. 2013；17 (4)：294-303.

- 大谷真理子ほか：保湿剤の効果を及ぼす塗布量および塗布回数の検討. 日皮会誌. 2012；122 (1), 39-43.

- 石川典子：体圧分散. 看技. 2018；8 (64)：23-8.

- 真田弘美ほか編著：進化を続ける！ 褥瘡・創傷治療ケアアップデート. 照林社, 2016.

- 祖父江正代：エンド・オブ・ライフ期における皮膚障害のケア. 日本看護協会出版会, 2021.

- 松原康美ほか：がん患者の創傷管理：症状緩和ケアの実践. p.78-83, 照林社, 2007.

- 日本褥瘡学会編：褥瘡ガイドブック — 褥瘡予防・管理ガイドライン（第5版）準拠. 第3版, 照林社, 2023.

- 日本創傷・オストミー・失禁管理学会編：スキンケアガイドブック. 照林社, 2017.

B. 在宅における家族支援

1. 終末期の褥瘡ケアにおける療養者と家族

　何度も述べているように，終末期における褥瘡は，低栄養，可動性の低下，貧血，脱水，免疫機能低下，治癒力低下などから，創治癒は遅延しやすく重症化や感染リスクも高くなる．よって，最期まで褥瘡ケアが続く可能性があることを念頭に看護を提供する必要がある．

　褥瘡が発生すれば，療養者や家族はもちろん，支援する医療従事者は，治癒を目指して看護支援を実践する．終末期の療養者が褥瘡治癒を目指すためには，症状や疼痛のコントロール，体圧管理，栄養管理などの全身管理，褥瘡状態に応じた適切な局所ケアが必要となり，当然，多職種連携が必要となる．時に，療養者の病状や進行によっては，積極的な外科的治療が療養者のQOLに貢献する場合もあるが，ケアに伴う苦痛を療養者に強いることは否めない．

　一方で終末期の療養者には，褥瘡改善への期間や，生きることができる時間に限りがある．療養者は，限られた時間のなかで疾患や褥瘡による痛み，褥瘡悪化に対する死に直結した不安など，さまざまな苦痛と向き合うことになる．また介護する家族においても，大切な家族の苦痛な様子を見ることはつらく悲しいものである．

　褥瘡の存在は，局所的な痛みはもちろん，身体的・精神的・経済的な負担，介護への不安と負担など，療養者と家族の生活や心身の安寧，さらにはQOLを著しく障害することにもなりえる（図4-8～4-11）．

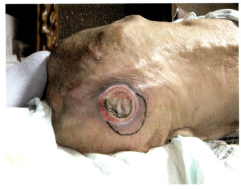

図 4-8　終末期の褥瘡：脳血管疾患の在宅療養者
D4-E6s9I3G6N3P9：36点.

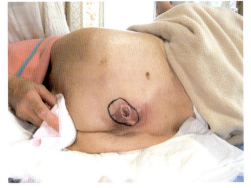

図 4-9　終末期の褥瘡：老衰の在宅療養者
D4-e3s3i1G6N3P12：28点.

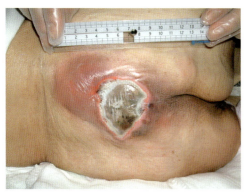

図 4-10　終末期の褥瘡：肝臓がんの在宅療養者

DU-e3s8I9G6N6p0：32 点.

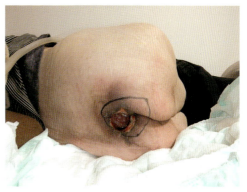

図 4-11　終末期の褥瘡：認知症の在宅療養者

D5-E6s8I9G6N3P24：56 点.

2. 在宅における終末期褥瘡との向き合い方

　在宅における終末期の褥瘡ケアは，疾患の経過を予測し，療養者や家族の価値観や環境に応じ，治癒を目標とした積極的な治療から，「褥瘡が悪化しない」「感染徴候がない」といった，症状の安定や緩和を最優先としたケアへ舵を切ることも必要になる．舵を切ることは，褥瘡治癒への希望をもたないということではなく，褥瘡ケアは，これまで同様の科学的根拠に基づいたケアでありながら，褥瘡そのものの苦痛や医療的治療やケアに伴う苦痛を最小限にするという，緩和的な視点を加味した全人的な看護を実践することである．

　終末期の褥瘡ケアにおいて家族は，感染など重症化した褥瘡を前にすると「このまま家で過ごせるのか」「入院したほうがよいのではないか」という不安のなかで気持ちが揺れ動くものである．

　療養者と家族が，病状や褥瘡をどのようにとらえ理解しているか，今後どのような経過をたどると認識しているか，何に不安を感じどのような支援を望んでいるのか，残された大切な時間をどのように生きたいのかということに心を傾け，丁寧に聞くことが大切である．

　在宅療養者における終末期の褥瘡ケアは，苦痛やさまざまな症状をコントロールしながら，療養者や家族の希望を尊重し QOL や安楽を重視した，その家でできる最善の褥瘡ケアを，本人と家族と一緒に考え実践することが重要であると考える．

　また，ケアの際は「この前よりも傷の状態がよいですね」「悪くなっていませんよ」など，療養者や家族が安心して療養できるような声かけや言葉選びをすることで，心身の安寧や希望にもつながると考える．

　筆者がこれまで関わった在宅療養者の終末期の褥瘡ケアでは，緩和を優先した

ケアに移行して改善に至る症例もあり，人は人生の最期まで逞しく生き，命は輝いていると感動した．褥瘡と付き合いながら最期のお花見を楽しむ人，褥瘡ケアの苦痛から解放されて楽しそうに会話する人，療養者と家族のたくさんの笑顔に出会うと，QOL を重視し，症状の安定や緩和を最優先とした終末期の褥瘡ケアは，限られた大切な時間を自分の思うように生ききる人を支援する，という意味において，積極的な看護であると考える．

　また，療養者に心身の変化があるとき，家族に何らかの気がかりがあるときは，療養者や家族の希望や意思に耳を傾けながら，症状の進行や褥瘡状態をアセスメントしたうえで，個々に見合ったタイミングで適宜ケアの見直しを検討することが必要である．

3. 在宅療養者の終末期における局所ケア

　終末期の局所ケアは，感染の予防，臭気や滲出液，出血のコントロールなどに留意し，疼痛をはじめさまざまな苦痛の緩和と褥瘡ケアをバランスよく行うことが求められる．

　ケアのタイミングに合わせた薬剤による疼痛や症状コントロール，医療用テープによる剥離刺激から皮膚を守る保護のスキンケアなどにより，体動や褥瘡ケアによる痛みを軽減できる対策を講じておくことも必要である．また，ケアの進め方は，療養者の負担や体力の消耗を最小限に確実なケアが行えるように，あらかじめ必要物品を準備し，ケア動作の動線を考慮することで開始から終了までを短時間でスムーズに行う．

　終末期の療養者の症状は，日によって時間によっても変化する．療養者の反応や状況を見ながら，そのときにできる最善のケアを実施することも大切である．

4. 在宅多職種チームによる支援

　終末期の褥瘡ケアは，がんや非がん疾患を含むあらゆる疾患，小児から高齢者までのあらゆる年齢において，地域や在宅を中心とした施設や急性期病院など，すべての療養の場で提供される包括的なケアであるといえる．

　褥瘡ケアは，療養者の全身状態，局所状態，療養生活環境，介護力，経済状況などを多面的にアセスメントすることが必要であり，終末期の多様なニーズに対応するためには，専門性を備えた多職種によるチームアプローチが必須である．高齢多死時代における終末期褥瘡の多職種協働は，療養者が最期まで自分の望む生き方を生ききるために行われる，全人的なチーム支援である．

在宅で，療養者や家族を含めたチームが，円滑な褥瘡ケアを展開するためには，①療養者の意思決定の支援，②療養者と家族の QOL や思いを尊重した支援体制，③多職種間の密な情報交換と目標共有，④褥瘡専門医，皮膚科医，皮膚・排泄ケア認定看護師などによる専門的な褥瘡ケアマネジメントの提案と実践，を踏まえた支援が求められる．

在宅療養者の終末期における褥瘡は，全人的なアプローチを踏まえた専門的な褥瘡ケアの視点が重要であり，褥瘡専門医，皮膚科医や皮膚・排泄ケア認定看護師などの専門的な知識と技術の提供・協働によって補完し合うことで，より質の高い終末期褥瘡ケアが提供できるといえる．

〔岡部 美保〕

文 献

- 平原佐斗司：チャレンジ！ 非がん疾患の緩和ケア．p.22-7，南山堂，2015.
- 青木和惠：第1特集終末期がん患者の褥瘡ケア．緩和ケアとして展開するがん終末期の褥瘡ケア．看技．2018；8(64)：4-6.
- 青木和惠：終末期がん患者における褥瘡の形態的特徴と経過および悪化要因．日創傷オストミー失禁管理会誌．2013；17(4)：294-303.
- 松原康美ほか：がん患者の創傷管理：症状緩和ケアの実践．p.78-83，照林社，2007.

5
章

今後の展望

第5回実態調査結果と今後の展望

1. 日本褥瘡学会と実態調査

　1998年，わが国に日本褥瘡学会が設立され，25年以上が経過した．その間に2006年から褥瘡学会の重要な役割の1つとして，日本国内の褥瘡予防と，医療の向上の促進と充実に貢献する目的で実態調査委員会が設置された．第1回調査が2006年に実施され以降，現在まで3～5年に一度，全国的な調査が実施され[1~8]，2021年10月に第5回が行われた．第1～4回において，毎回褥瘡有病率や推定発生率を数値で示し[9]，さらに回ごとにその当時の褥瘡医療の動向が把握できるよう質問内容も検討されてきたが，第5回においてはこれまでにない新しい質問項目が追加された．

2. 第5回実態調査と終末期の褥瘡

　第5回の実態調査の追加項目として最も特徴的な点は，海外において古くは1980年代に報告されたKTU（Kennedy terminal ulcer）といわれる，余命が限られた段階で発生する褥瘡に関する内容である[10]．すなわち，終末期の褥瘡に関連するものである．2014年にはNPIAP（全米褥瘡諮問委員会）のコンセンサスシンポジウム後の声明として，褥瘡の予防には限界があり，unavoidable pressure injury（当時仮称：防ぎきれない褥瘡，2025年1月より「不可避褥瘡（UPI）」に名称変更，以下UPI）と表現し，主にEOL（end of life期，以下終末期）に発生するとした[11]．欧米やわが国では褥瘡医療の進歩がめざましく，それを支えるものとしてチーム医療があげられているが，一方で褥瘡の予防と管理状況が医療の質指標 quality indicator（QI）としてとらえられるようになった．わが国では，2016年の診療報酬改定で高齢者が多くいる療養病棟において，褥瘡治癒遅延に対して診療報酬が引き下げられる事態になっている．

　そこで，この課題にいち早く取り組んだのが日本創傷・オストミー・失禁管理学会（以下，JWOCM学会）で2019年からワーキングが立ち上がり，文献的考察も加えた検討が開始された．終末期にみられる皮膚の変化には褥瘡か否かの鑑別も難しい skin failure（皮膚の不全）の状態があるのだが，ワーキングではまず，急性期，超高齢，担がん期（いずれも当時の名称）の褥瘡にフォーカスすることとなった．その後JWOCM学会と日本褥瘡学会が連携をとり，日本褥瘡学会学術

教育委員会内に防ぎきれない褥瘡対策作業部会が設置され，実態調査委員会とともに第5回実態調査でわが国のUPIの現状を量的に明らかにするべく追加の質問項目が検討された．主なものとしては，褥瘡発生時の状態を問うもので，38℃以上の発熱，全身性の浮腫，強い呼吸困難感，強い疼痛の持続の有無があり，発生後の転帰として14日以内の死亡の有無などであった．

3. 第5回実態調査結果

調査の対象は，全国の病院，介護保険施設，在宅（訪問看護ステーション）で，2021年10月に各施設において任意に設定した1日で実施された[12]．調査方法は，原則としてweb調査で行われた．参加施設の概要は図5-1に示す．対象となった613施設のうち，不明・欠損などを除いた褥瘡有病者数は2,750名であった．そのうち，褥瘡発生後14日以内に死亡している人数は，自重関連褥瘡で110名，医療関連機器褥瘡 medical device rerated pressure ulcer (MDRPU)（2023年9月より医療関連機器圧迫創傷は，医療関連機器褥瘡へ日本語名称を変更）は21名であった（表5-1）．MDRPUでの発生後14日以内の死亡人数は21名のため分析対象とはされず，自重関連褥瘡の110名のみが分析された．患者の個別の状態に関する従来の質問項目と合わせて単変量解析を行い，そこに3つの変数を加えて多重ロジスティック回帰分析された結果が図5-2に示すとおりである．つまり，褥瘡発生後14日以内に死亡した人と死亡しなかった人では，全身性の浮腫，強い呼吸困難感，新生物，年齢に差がみられたという結果であった．さらに，病院の

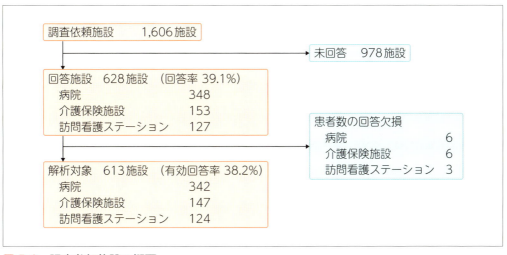

図5-1　調査参加施設の概要

表5-1 自重関連褥瘡とMDRPUの生存者と14日以内死亡者数

	生 存	14日以内死亡	不明・欠損	計
自重関連褥瘡	1,970	110	242	2,322
MDRPU	386	21	21	428
合 計	2,356	131	263	2,750

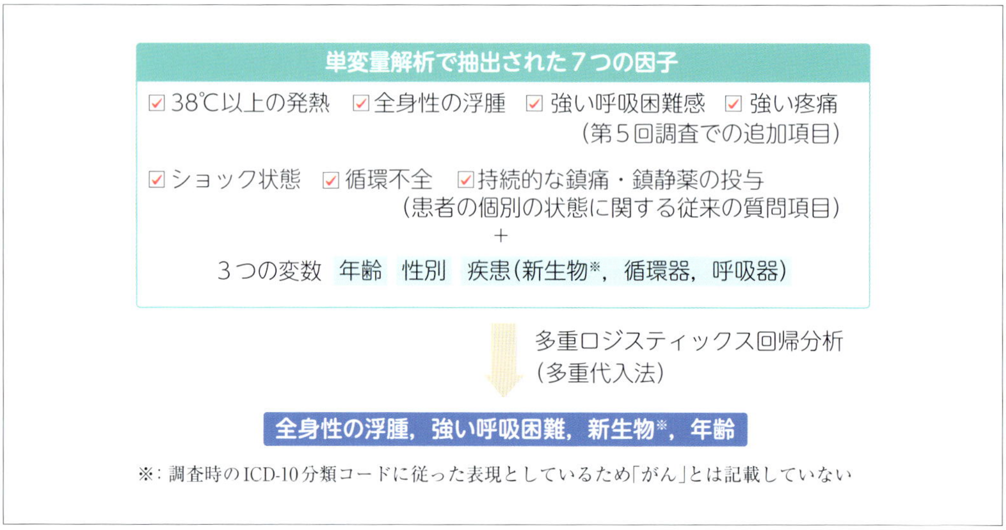

単変量解析で抽出された7つの因子

☑38℃以上の発熱　☑全身性の浮腫　☑強い呼吸困難感　☑強い疼痛
　　　　　　　　　　　　　　　　　　　　　　　　（第5回調査での追加項目）

☑ショック状態　☑循環不全　☑持続的な鎮痛・鎮静薬の投与
　　　　　　　　　（患者の個別の状態に関する従来の質問項目）
　　　　　　　　　　　　　　　　　＋
3つの変数　年齢　性別　疾患(新生物※, 循環器, 呼吸器)

多重ロジスティックス回帰分析
（多重代入法）

全身性の浮腫, 強い呼吸困難, 新生物※, 年齢

※：調査時のICD-10分類コードに従った表現としているため「がん」とは記載していない

図5-2 調査対象の全施設における自重関連褥瘡で発生後14日以内に死亡した褥瘡有病者の分析

表5-2 病院のみ，自施設発生で生存者と14日以内死亡者数

	生 存	14日以内死亡	不明・欠損	計
病院のみ	805	69	17	891

病院とは，一般病院・一般病院(療養病床あり)・大学病院・精神病院・小児専門病院.

み〔一般病院(療養病床ありなし両方含む)，大学病院，精神病院，小児専門病院〕を対象とした自施設内発生で，自重関連褥瘡で14日以内に死亡している人数は69名であった(表5-2).　その69名を病院内のどこ(医療区分(部署等))で発生したかを含めて分析したところ，強い呼吸困難，新生物，緩和ケア病棟に差がみられたという結果であった[13](図5-3).

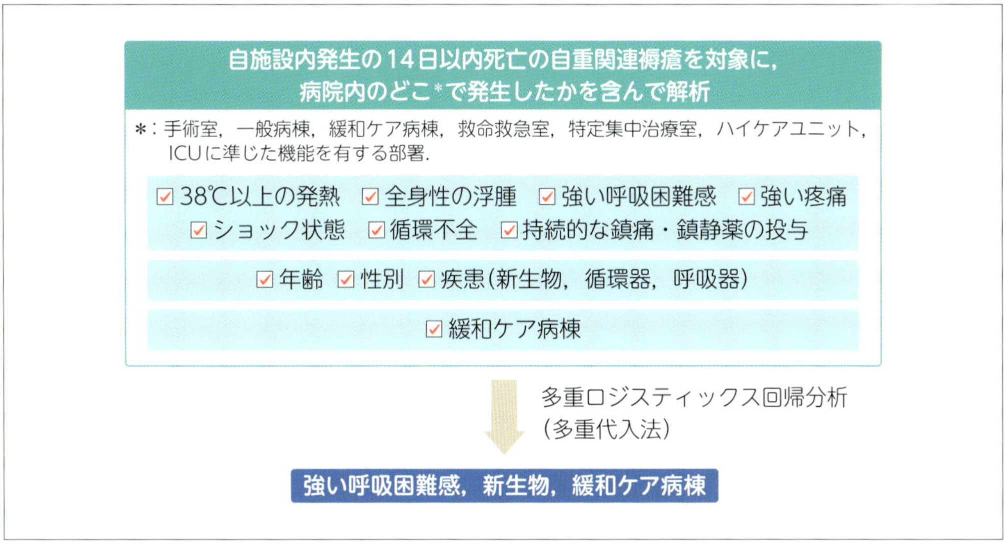

図 5-3　自施設内発生の 14 日以内死亡の自重関連褥瘡と，発生した病院内部署とを合わせて分析

4. 終末期の褥瘡に関する今後の展望

　第 5 回実態調査の結果は，後方視的調査であるが，わが国における UPI に関しての患者の状態をとらえた貴重なものであった．今回はその結果の一部から終末期の褥瘡を示すとすると，全身性の浮腫，強い呼吸困難感，新生物，年齢，緩和ケア病棟の 5 つの因子が，褥瘡発生後 14 日以内で死亡する褥瘡保有者の特徴であった．これは，海外の UPI にこれまで述べられてきた内容と一致している．しかしながら，UPI ＝終末期の褥瘡ではないこと，skin failure は超急性期などの生命の危機状態でたびたびみられる皮膚の不全ではあるが，死亡する場合もあれば救命できることもあり，「終末期」に包含するのは困難と考えられる．

　前述したように JWOCM 学会と日本褥瘡学会の啓発もあって，終末期の褥瘡は存在すると認知されてきているが，それは「どの時期」で「どのような病態」で「どのような皮膚の変化」であるかの系統的な評価や，対照群をおいて正確に比較した量的研究の報告はほとんどないことから，データの蓄積が必要であるのはいうまでもない．2025 年 1 月に日本褥瘡学会から過去 4 年間の活動結果として，防ぎきれない褥瘡（和訳仮称）の正式名称が決定され学会のウェブサイトで公表された．新名称は「不可避褥瘡（UPI）」となった．また，解説文も掲載されている．ご参照いただきたい．

　本書において，終末期の褥瘡に関するエキスパートたちの貴重な経験や報告から私たちは学び，臨床に生かしていくわけだが，例えば「がん性疼痛」のように，

がん患者にみられる「痛み」をひとつの特徴として理解できるのと同様に，褥瘡も「がん性褥瘡」のような，臨死期におけるひとつの特徴としてとらえて，防ぐ・防ぎきれない，あるいは避ける・避けられないではなく，最善を尽くして褥瘡を予防しつつ，いかに終末期を迎える患者の QOL に配慮できるかの視点を含めてケアを実践していく必要がある．そのためには，今後も終末期の褥瘡に関する議論や調査が実施され，誰もが知識として理解できるように取り組んでいく必要があると思われる．

〔石澤 美保子〕

文 献

1) 日本褥瘡学会実態調査委員会：平成18年度日本褥瘡学会実態調査委員会報告1 療養場所別褥瘡占有率．褥瘡の部位，重症度(深さ)．褥瘡会誌．2008；10 (2)：153-61.

2) 日本褥瘡学会実態調査委員会：平成18年度日本褥瘡学会実態調査委員会報告2 療養場所別褥瘡有病者の特徴およびケアと局所管理．褥瘡会誌．2008；10 (4)：573-85.

3) 日本褥瘡学会実態調査委員会：第2回(平成21年度)日本褥瘡学会実態調査委員会報告1 療養場所別褥瘡占有率，褥瘡の部位，重症度(深さ)．褥瘡会誌．2011；13 (4)：625-32.

4) 日本褥瘡学会実態調査委員会：第2回(平成21年度)日本褥瘡学会実態調査委員会報告2 療養場所別褥瘡有病者の特徴およびケアと局所管理．褥瘡会誌．2011；13 (4)：633-45.

5) 日本褥瘡学会実態調査委員会：第3回(平成24年度)日本褥瘡学会実態調査委員会報告1 療養場所別褥瘡占有率，褥瘡の部位，重症度(深さ)．褥瘡会誌．2015；17 (1)：58-68.

6) 日本褥瘡学会実態調査委員会：第3回(平成24年度)日本褥瘡学会実態調査委員会報告2 療養場所別褥瘡有病者の特徴およびケアと局所管理．褥瘡会誌．2015；17 (2)：127-40.

7) 日本褥瘡学会学術委員会・実態調査委員会：第3回(平成24年度)日本褥瘡学会実態調査報告 療養場所別医療関連機器圧迫創傷の有病率，部位，重症度(深さ)，有病者の特徴，発生関連機器．褥瘡会誌．2015；17 (2)：141-58.

8) 日本褥瘡学会実態調査委員会：第4回(平成28年度)日本褥瘡学会実態調査委員会報告1 療養場所別自重関連褥瘡と医療関連機器圧迫創傷を併せた「褥瘡」の有病率，有病者の特徴，部位・重症度．褥瘡会誌．2018；20 (4)：423-45.

9) 日本褥瘡学会第8期実態調査委員会：第1〜4回褥瘡実態調査の推測統計による褥瘡有病率と褥瘡推定発生率の経年評価．褥瘡会誌．2023；25 (2)：90-5.

10) Kennedy KL：The prevalence of pressure ulcers in an intermediate care facility. Decubitus. 1989；2 (2)：44-5.

11) Edsberg LE et al：Unavoidable pressure injury state of the science and consensus outcomes. J Wound Ostomy Continence Nurs. 2014；41 (4)：313-34.

12) 日本褥瘡学会実態調査委員会：第5回(令和3年度)日本褥瘡学会実態調査委員会報告1 療養場所別自重関連褥瘡と医療関連機器圧迫創傷を併せた「褥瘡」の有病率，有病者の特徴，部位・重症度．褥瘡会誌．2023；25 (2)：96-118.

13) 日本褥瘡学会実態調査委員会：第5回(令和3年度)日本褥瘡学会実態調査報告 防ぎきれない褥瘡(和訳仮称)に関連する新規追加項目の分析結果とその考察．褥瘡会誌．2024；26 (1)：46-56.

Column

終末期褥瘡ケアに役立つ技術：サーモグラフィ

サーモグラフィを用いた褥瘡のアセスメント方法

サーモグラフィは，物体から放射する赤外線エネルギーを温度に換算し画像として表示する．褥瘡のアセスメントでは，温度の絶対値ではなく，創底の温度，創周囲の温度，その周りの健常皮膚の温度を比較して評価する（図1）．

図2に褥瘡の温度分布のイメージを示した．皮膚欠損がある褥瘡において，創底の

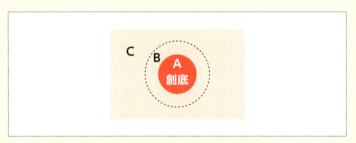

図1　褥瘡のアセスメントにおける温度評価部位
褥瘡のサーモグラフィ画像を撮影する際は，創部が画像の中央にくるようにし，創周囲とその周りの健常皮膚まで1枚の画像内に含めるように撮影する．創底（部位A），創周囲（部位B），その周りの健常皮膚（部位C）の温度を比較し評価する．

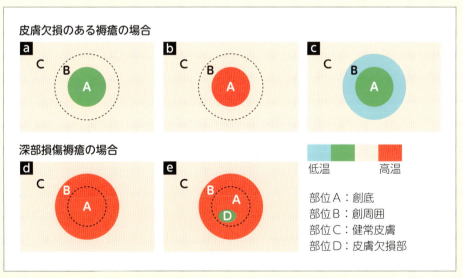

図2　褥瘡の温度分布のイメージ
a：創底の温度が創周囲・健常皮膚の温度よりも低い．
b：創底の温度が創周囲・健常皮膚の温度よりも高い．このような褥瘡では，aの場合に比べ，治癒遅延が予想される[1]．
c：創周囲の温度が創底・健常皮膚の温度よりも低い．創周囲の低温部にポケット形成が予想される[2]．
d, e：深部損傷褥瘡では，健常皮膚の温度に比べ，創底・創周囲の温度が高い分布がみられる[3]．

温度が創周囲・健常皮膚の温度よりも高い褥瘡(b)では，褥瘡の治癒遅延が予想されることが報告されている[1]．これは，皮膚欠損がある褥瘡では，滲出液があるため創底の温度が皮膚の温度よりも低いのが通常(a)であるが，創部の炎症により創底の温度が高くなっていることを表していると考えられる．D3以上の深さの褥瘡においては，創周囲の温度が創底・健常皮膚の温度よりも低い(c)と，創周囲の低温部にポケット形成が予想される[2]．これは，創周囲の低温が血流の低下を表していると考えられる．深部損傷褥瘡疑いの温度分布とその後の褥瘡の治癒経過を報告した研究では，潰瘍化がみられた褥瘡では健常皮膚の温度に比べ，創周囲の温度が高かった(d, e)[3]．

サーモグラフィを褥瘡のアセスメントに活用する際の注意点

褥瘡のアセスメントにサーモグラフィを用いる際に注意すべき点を述べる．

サーモグラフィでとらえる温度は皮膚・創面の表面温度であり，患者の周りの温度・湿度・風など環境条件に影響される[4]ことを理解しておく必要がある．褥瘡のアセスメントを行う環境は，患者が療養する居室であることが一般的なため，室温などは撮影する日によって異なる．そのため，前述したように，温度の絶対値の比較ではなく，1枚のサーモグラフィ画像のなかで創底・創周囲・健常皮膚の温度を相対的に比較するという方法をとる．また，エアコンなどからの風が当たらないようにする，被覆材除去後すぐにサーモグラフィの撮影を行うように手順を毎回統一する，熱源となるものが患者の近くにある状態で撮影しないといった条件をそろえ，環境要因の影響が小さくなるように努める．創洗浄実施後では，微温湯の影響で，創底・創周囲・健常皮膚の温度比較が困難となるため，撮影は必ず創洗浄前とする．

終末期褥瘡ケアにおけるサーモグラフィの活用

サーモグラフィの利点は，非接触で非侵襲的に撮影できる点である．数秒で撮影できるため，疼痛や倦怠感を伴いやすく同一体位の保持が困難な終末期の患者にも使用しやすい．小型のものやスマートフォンに装着して使用するタイプもある(図3)た

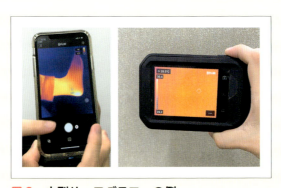

図3 小型サーモグラフィの例
左：FLIR ONE (FLIR)，右：FLIR C3-X (FLIR)．持ち運びがしやすく在宅でも使用しやすい．

め，在宅や介護施設などへの持ち運びも容易である．撮影に特別な技術を必要とせず，創底・創周囲・健常皮膚の比較であれば，解析ソフトを用いなくてもベッドサイドでリアルタイムに評価が可能である点も臨床での使用に適している．

　サーモグラフィでとらえた温度分布は，前述したように褥瘡の予後との関連が報告されているため，褥瘡の変化を予測しながらケアを提供できる．ポケット形成や深部組織損傷による潰瘍化など，患者や家族，介護者にとって急激な褥瘡の変化は不安を生じやすい．これから起こる可能性がある褥瘡の変化を，患者や家族に事前に説明することで不安の軽減や悪化予防のケアへとつなげることが可能となる．

〔北村 言〕

文 献

1) Nakagami G et al：Predicting delayed pressure ulcer healing using thermography：a prospective cohort study. J Wound Care. 2011；19（11）：465-70.

2) Kanazawa T et al：Lower temperature at the wound edge detected by thermography predicts undermining development in pressure ulcers：a pilot study. Int Wound J. 2016；13（4）：454-60.

3) Takizawa C et al：The relationship between the temperature distribution detected by thermography and suspected deep tissue injuries. Jpn J PU. 2022；24（1）：14-28.

4) 内田勲：医用サーモグラフィ―原理と臨床応用. 電子写真学会誌. 1990；29（2）：197-204.

| Column |

終末期褥瘡ケアに役立つ技術：ウンドブロッティング

　褥瘡のケアにおいて，創部のアセスメントに基づく適切なケアの選択が重要であることは言うまでもない．褥瘡の治癒が停滞している場合，治癒阻害要因が何であるのかを明らかにして，それを取り除くことで治癒の進行を促すことができる．これは終末期褥瘡ケアでも同様である．また，仮にケアの目標が治癒ではない場合でも，外力や細菌感染などの治癒阻害要因は患者に苦痛や不快感を与え，細菌感染に伴う悪臭などは，周囲にも不快感を与えることで患者の最期の尊厳を損なうことにもつながるものである．したがって，終末期褥瘡といえども，治癒阻害要因を同定し，取り除く努力は続けられるべきであろう．

　細菌感染や外力などにより治癒が阻害された場合，それらによる組織傷害に対して炎症反応が生じ，創周囲の発赤や腫脹，発熱などの臨床兆候を呈する．しかし高齢者では，細胞の老化や反応性の低下から視診，触診などの主観的評価では炎症兆候に気づくことが難しい場合が多い．このような場合，創傷滲出液の組成などの客観的指標に基づく炎症反応の同定が重要となってくる．終末期褥瘡では，さらに主観的評価が難しくなると考えられるため，客観的評価がより一層重要となる．

　筆者らは，簡便かつ非侵襲的な滲出液の成分分析を可能とする新たな技術としてウンドブロッティング（wound blotting）を開発してきた[1]．ブロッティングとは，プラスの極性を有する膜（ブロッティングメンブレン）にマイナスの極性を有する蛋白質などの分子を吸着・固定する技術であり，生化学検査で広く用いられている．創部および周囲皮膚を洗浄し，水分を十分に拭き取った後，創表面にブロッティングメンブレンを10秒間当てることで，創部組織から染み出してきた新鮮な滲出液成分を回収することができる．滲出液には，創部組織に存在する線維芽細胞や炎症細胞，細菌が分泌した酵素や蛋白質，それらが傷害を受け放出された細胞質成分が含まれているため，ブロッティングメンブレンに吸着された滲出液成分を分析することで，創部組織の状態を客観的に知ることができる（図 1）．

　臨床兆候を伴わない炎症反応を同定するためには，ウンドブロッティングによるペルオキシダーゼ（酸化還元酵素）活性の評価が有効である[2]．滲出液に含まれるペルオキシダーゼは主に炎症細胞に由来する．つまり，強いペルオキシダーゼ活性は創部組織における炎症反応を示している．ペルオキシダーゼ活性の検出に化学発光基質を用いると，採取後1〜2分で検査結果が得られ，また強い活性はきわめて特徴的なリング状シグナルとして確認できるため，臨床兆候がなくとも炎症反応を客観的に同定することが可能となる（図 2）．

　炎症反応が同定された場合，その原因を明らかにすることで適切なケアの選択につなげることができる．細菌が分泌するバイオフィルムは，細菌が一定程度増加し病原

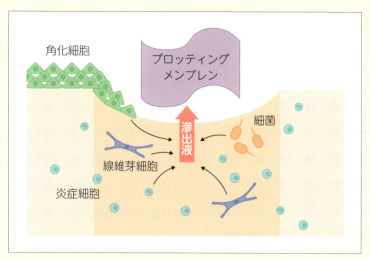

図1　ウンドブロッティング

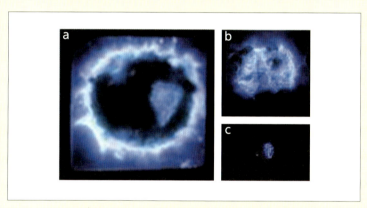

図2　ウンドブロッティングによるペルオキシダーゼ活性の検出
a：リング状シグナル（強い活性を示す），b, c：非リング状シグナル（比較的弱い炎症ありと判断）．

性を発揮していることを示すマーカーとなる．また，バイオフィルム自体が創傷治癒を阻害することも知られている．その存在を肉眼的に判別することは難しいが，ブロッティングメンブレンをアルシアンブルーという色素を用いて染色することで2〜3分で可視化できるようになり[3]，すでに検査キットとして市販されている（図3-48参照）（サラヤ株式会社 CC ステップス バイオフィルム検出ツール）．一方，もう1つの主要な褥瘡治癒阻害要因である外力については，熱ショック蛋白質 heat shock protein (HSP) 90αが鋭敏なマーカーとなることが明らかになっている[4]．これらのマーカーを組み合わせた滲出液成分解析を行うことで，治癒阻害要因を特定し，適切なケアの選択を行うことができる（図3）．

　終末期の褥瘡といえども，一概に治らない褥瘡と決めつけてはいけない．また，治癒阻害要因を可能な限り取り除くことが，患者の安楽にもつながることを認識し，ウ

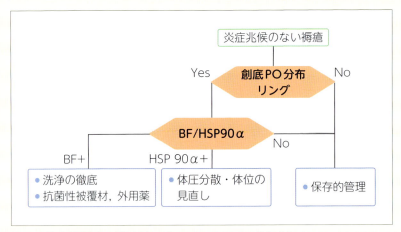

図3　終末期褥瘡の滲出液アセスメントアルゴリズム
PO：ペルオキシダーゼ，BF：バイオフィルム，HSP：熱ショック蛋白質.

ンドブロッティングなどの客観的アセスメントを導入することが重要であろう．

〔峰松 健夫〕

文献

1) Minematsu T et al：Wound blotting：A convenient biochemical assessment tool for protein components in exudate of chronic wounds. Wound Repair Regen. 2013；21（2）：329-34.
2) Kitamura A et al：Assessing subclinical inflammation by peroxidase detection in patients with pressure ulcers. J Wound Care. 2019；28（9）：586-91.
3) Mori Y et al：Effectiveness of biofilm-based wound care system on wound healing in chronic wound. Wound Repair Regen. 2019；27（5）：540-7.
4) Kanazawa T et al：Biological responses of three-dimensional cultured fibroblasts by sustained compressive loading include apoptosis and survival activity. PLoS One. 2014；9（8）：e104676.

Column

終末期褥瘡ケアに役立つ技術：エコー

身体内部を可視化するエコー

　近年，看護師が在宅やベッドサイドで体内を可視化し観察するためのモダリティとして超音波診断装置（エコー）が注目されている．従来看護師が行ってきたフィジカルアセスメント，つまり問診，視診，打診，聴診，触診では患者の体内で起こっている現象を目で視ることができないという限界があった．エコーは無侵襲・リアルタイムに体内の可視化画像を得られる検査であり，特にポケットサイズのエコーは小型で携帯性に優れていながら高性能・高画質でもある装置が登場しており，褥瘡のアセスメントに活用可能である．終末期で治癒が望めない状態においても侵襲なく繰り返し状態を確認できるエコーは有用であるといえる．

　「エコー」とは超音波診断装置や超音波検査の通称である．エコー自体は音の反響のことをさしており，超音波は聞くことを目的としない高い周波数の音波である．エコー検査ではヒトの可聴域を超えた 200 万 Hz（2 MHz）より高い周波数の音波を用いており，使用する装置を超音波診断装置（または超音波画像診断装置）と呼ぶ．エコーは装置（プローブ）から超音波ビームを発し，対象物に当たり跳ね返ってきた超音波（反射波・エコー）をとらえ電気信号に変換し，画像化し，ディスプレイに表示している．反射波の強さをエコーレベルといい，通常の検査で使用される B モード（brightnessモード）ではエコーレベルを輝度で表現する．基準となる部位よりも白く表れるものを高エコー（高輝度），黒く表れるものを低エコー（低輝度），明らかにエコーを認めず，真っ黒く表れるものを無エコーと呼ぶ．骨など，エコーの反射が強い時は表面の部分が高エコーとして描出される．一方，水や血液などの液体はエコーを透過させるので無エコーとして描出される（**図1**）．

　エコー装置には据置型，ポータブル型（ラップトップ型），携帯型（ポケット型）があり，据置型が最もハイエンド（高性能・高画質）である．ポケット型にはベッドサイドでも使用しやすいワイヤレス型（ディスプレイとプローブが無線で接続される）がある（**図2**）．

褥瘡のアセスメントにおける活用

　1990 年台，創面が壊死組織で覆われた，深達度がわからない褥瘡の深部の状態を評価し予後を予測するために初めてエコーが使用された．調査の結果，壊死組織の深部に低エコー域が観察される場合に褥瘡が悪化することが明らかにされた[1]．つまり，看護師がエコーを用いて褥瘡を評価することで，外観からはわからない内部の状態が可視化でき，その後の転帰を予測できることが明らかになり，エコーによる観察結果に基づき外科的デブリードメントなどの必要な介入を早期に実施し治癒を促進できるようになった．しかし，当時は据置型のエコー装置しか存在せず，看護師が日常

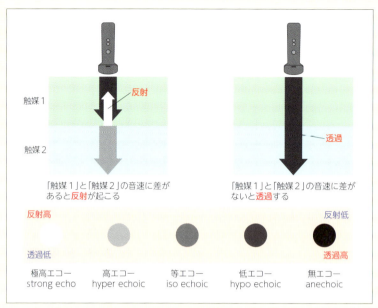

図1　エコーの反射と透過，画像の見え方

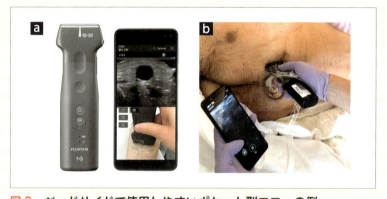

図2　ベッドサイドで使用しやすいポケット型エコーの例
a：ワイヤレス超音波診断装置（iViz air，富士フイルムメディカル株式会社），b：実際に褥瘡部（創周囲）を観察している様子．

的にアセスメントに使用することは難しい状況であった．

　一方，現在では前述のとおりポケットサイズのエコーが登場しており，褥瘡の状態評価スケールとして国内でも最も広く使用されているDESIGN-R®2020[2]において「深部損傷褥瘡 deep tissue injury（DTI）疑い」を同定するためにエコー所見が用いられるようになったことからも，看護師が褥瘡を評価し，早期介入をすることはスタンダードな技術となってきているといえる．

エコーによる観察の実際

　褥瘡患者の多くが寝たきりであることを考えると，ベッドサイドに持ち運びのでき

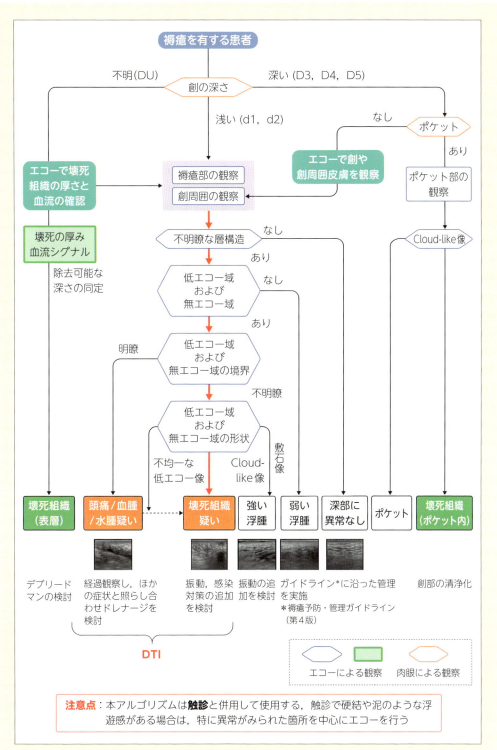

図3 エコーによる褥瘡部・創周囲観察のアルゴリズム

(Matsumoto M et al：Ultrasound assessment of deep tissue on the wound bed and periwound skin：A classification system using ultrasound images. J Tissue Viability. 2021；30（1）：28-35 より作成)

るポケット型のエコー装置で，かつ高画質（分解能の高い）なものが使用できることが望ましい．検査室にある据え置き型エコー装置はハイエンドであるため，使用できればより鮮明に褥瘡部の観察を行うことが可能となる．プローブは表在組織を鮮明に描出できるリニア型を使用する．周波数は高いほど表在組織を観察する際の分解能が高くなるため望ましく，8 MHz 以上の周波数帯域を有するものを選択する．さらに，褥瘡部の血流の評価のためにカラードプラの機能を備えている装置を選択することが望ましい．

褥瘡部および創周囲を評価する際の視点とケアがアルゴリズム形式でまとめられている（図 3）[3]．まずは褥瘡部の深達度（深さ）に応じて評価する視点が異なることを理解することが重要である．浅い褥瘡（d1 または d2）では褥瘡部および創周囲における深部組織の損傷の有無を確認することが重要であるが，深い褥瘡（D3 〜 D5）では褥瘡部にエコーを当てるよりも創周囲に深部組織の損傷がないか，ポケットが形成されている場合はポケット内に壊死組織の所見がないか観察することが重要である．褥瘡部が壊死組織に覆われDU と判断される場合は，壊死を除去する際の深さを検討するため，エコーのカラードプラ機能により血流を評価し，血流のない壊死組織の厚みを確認することが重要である．

看護師のための褥瘡エコー教育とエコーの AI アシスト機能

看護師がエコーによるアセスメントを実践するにあたり，エコー装置の準備とともに重要なのは教育プログラムといえる．従来はエキスパートから長期にわたる直接的な教育を受けることが前提となっていたが，日々の業務で忙しい看護師がこのような教育を受けて技術を獲得することは現実的ではない．そこで e ラーニング，技術講習会，自己学習，客観的臨床能力試験 objective structured clinical examination (OSCE) から成る看護師向けのエコー教育プログラムが開発されている．現在，このような褥瘡エコーの教育プログラムは次世代看護教育研究所[4]で誰もが受講できるようになっている．

一方，実際にエコーを使用したときに難しさを感じる可能性があるのは，撮影した画像の読影である．そこで，人工知能 artificial intelligence (AI) を利用したエコー画像のアセスメント支援技術が開発されている．DTI の有無を自動で判別するアプリケーション[5]などが開発されており，すでにポケットエコーに搭載・実装されている膀胱内尿量の計測，直腸便貯留の有無の判定，上肢末梢の静脈を同定し血管径を自動計測するアプリケーションなどと同様，近い将来に装置に搭載・実装されることが期待される．

〔松本 勝〕

文献

1) 紺家千津子ほか：超音波画像による褥瘡の深度判定の有効性. 褥瘡会誌. 1999；1 (2)：249-53.
2) 日本褥瘡学会編：改定 DESIGN-R® 2020 コンセンサス・ドキュメント. 照林社, 2020.
3) Matsumoto M et al：Ultrasound assessment of deep tissue on the wound bed and periwound skin：A classification system using ultrasound images. J Tissue Viability. 2021；30 (1)：28-35.
4) 次世代看護教育研究所ホームページ.
http://ringne.or.jp/
5) Matsumoto M et al：Development of an automatic ultrasound image classification system for pressure injury based on deep learning. Applied Sciences. 2021；11：7817.

索 引

数 字

14日以内死亡······160

A

acute lung injury (ALI)······77
acute respiratory distress syndrome (ARDS)······77
acute skin failure (ASF)······88
advance care planning (ACP)······20, 103, 104, 115
advance directive······137

B

bacterial translocation······87

C

CALCULATE (Critical Care Pressure Ulcer Assessment Tool made Easy)······64, 68
critical colonization······99
cytokine storm······77

D

deep tissue injury (DTI)······170
DESIGN······5, 14
DESIGN-R®······14
DESIGN-R®2020······14, 47, 48, 108, 170
dry skin······96, 97

E

EGFR阻害薬······96, 97, 108
enterostomal therapist (ET)······3, 13
ETナース······3
EVARUCI (Validity Study of The Current Risk Assessment Scale for Pressure injuries in Intensive Care)······66, 69

G

GLIM (Global Leadership Initiative on Malnutrition)······40

H

heat shock protein (HSP)······167

I

ICU······64
incontinence associated dermatitis (IAD)······102, 108, 147

K

Kennedy Terminal Ulcer (KTU)···23, 63, 73, 101, 158

M

medical device related pressure ulcer (MDRPU)······7, 10, 14, 75, 79, 159
mottling skin······76
multiple organ dysfunction syndrome (MODS)······76

N

National Pressure Ulcer Advisory Panel (NPUAP)······23
NPUAP/EPUAPによる分類······108
nutrition support team (NST)······42

Q

quality indicator (QI)······25, 158

R

refeeding syndrome······87

S

self-load related pressure ulcer··· 7, 9, 75, 79, 159, 160
shared decision making (SDM)······20
Skin Changes At Life's End (SCALE)······23, 63
skin failure······23, 63, 88, 158

T

TIMERSコンセプト······125, 126
TIMEコンセプト······125
Trombley-Brennan terminal tissue injury (TB-TTI)······23, 63

U

unavoidable pressure injury······23, 63, 158

V

ventilator-associated pneumonia (VAP)······84

W

WHO緩和ケア定義······19
WOC看護認定看護師······5
wound colonization······99
wound hygiene······127
wound, ostomy and continence nurse (WOCN)·····13

あ

亜急性型終末期······62
悪液質······37, 91, 93, 102
アセスメント······145, 163, 169
──支援技術······172
圧切替型エアマットレス······80, 122, 134, 148
圧切替モード······109
圧再分配······58
圧抜き······55, 82, 134, 149
圧迫······50, 143
アドバンス・ケア・プランニング···20, 103, 104, 115
アルブミン······40

い

異化亢進······91
意思決定······19
維持的なデブリードマン······128
移動介助······149
移動用シート······56, 150
医療関連機器······46

173

医療関連機器褥瘡 ···············7, 10, 14, 75, 79, 159
医療機能別 ·························10
医療の質 ·························25
　── 指標 ·························158

う

ウレタンフォームマットレス ···············59, 109
上敷きマットレス ·························58
ウンドブロッティング ·························166

え

エアマットレス ·························59
栄養アセスメント ·························39
栄養介入 ·························40
栄養管理 ···············37, 87, 122, 135
栄養ケア ·························150
　── プロセス ·························38
栄養サポートチーム ·························42
栄養状態低下 ·························45
栄養診断 ·························40
栄養スクリーニングツール ·························39
栄養モニタリング ·························42
エコー ·························169
壊死 ·························112
　── 性軟部組織感染症 ·························117
　── 組織 ·························72, 128
炎症 ·························164
　── 期 ·························111
エンドオブライフ期 ···············27, 37, 63
　── の定義 ·························27
エンドオブライフケア ·························18

お

置き直し ···············55, 82, 134
おむつ ···············86, 124, 147, 150
　── 内環境 ·························144
　── 内の皮膚 ·························53
温度分布 ·························163
温浴 ·························95

か

ガーゼドレッシング ·························112
介護報酬 ·························16
介護保険 ·························115
介護老人福祉施設 ·························132
介護老人保健施設 ·························132
潰瘍化 ·························164
外力 ·························167
化学療法 ·························144
かかりつけ医 ·························115
家族 ···············87, 104, 110, 138, 152
　── 指導 ·························138
下腿 ·························95
活動性低下 ·························68, 121
可動性低下 ·························116
がん ·······18, 28, 29, 62, 91, 100, 143, 153
　── 悪液質 ·········91, 102, 107
　── 悪液質のステージ分類 ·········93
　── 終末期 ·········21, 101
　── 性皮膚潰瘍 ·········96, 102
　── 疼痛 ·········96, 107

患者教育 ·························136
関節炎 ·························117
関節拘縮 ···············33, 45, 143, 144, 148
間接法 ···············55, 82, 83, 134
感染 ·························127
　── 制御 ·························125
　── の防止 ·········106, 112
　── 予防 ·········98, 120
乾燥 ·························51
　── 性皮膚炎 ·························97
鑑別 ·························145
管理栄養士 ·························42, 136
灌流低下 ·························76
緩和ケア ·························19, 103
　── の定義 ·························19

き

機械的換気 ·························68
危機的定着 ·························99
危険因子 ·························64, 73
　── 評価 ·························44
基本的動作能力 ·························45
救急・集中医療 ·························62
急性型終末期 ·························62
急性血液浄化法 ·························70
急性呼吸窮迫症候群 ·························77
急性重症患者 ·························75
急性肺傷害 ·························77
急性皮膚不全 ·························88
救命救急 ·························18
共同意思決定 ·························20
局所ケア ·························154
局所治療 ·························98, 111
局所的要因 ·························47
霧吹き ·························85
筋萎縮 ·························33

く

苦痛緩和 ···············98, 106, 112
苦痛除去 ·························33
クッション ·························123
車いす ···············35, 58, 135

け

経口摂取 ·························135
外科処置 ·························73
外科的除去 ·························112
化粧料 ·························52
血流低下 ·························164
血流評価 ·························172
血流不全 ·························143
下痢 ···············46, 79, 86, 108, 124
言語聴覚士 ·························136
倦怠感 ·························107
肩峰部 ·························145

こ

合意形成 ·························19
交換マットレス ·························58
抗がん薬 ·························96
高機能エアマットレス ·························109

索　引

抗菌薬	111, 112
抗血小板薬	95
口腔ケア	136
高サイトカイン血症	76, 78
拘縮	134, 144
―― 予防	35
好発部位	123, 145
高齢者	18, 62, 114
呼吸困難	107, 110, 159
黒色壊死組織	116, 120
骨棘の突出	94
骨髄炎	117
骨突起	107
骨突出	53, 121, 134, 139, 143, 144, 148
小枕	83
コロニー形成	99

さ

サーモグラフィ	163
坐位	33, 135
細菌	127
―― 感染	166
在宅	132, 139
―― 褥瘡ケア	110
―― 療養者	142
坐骨部	118
ざ瘡様皮膚炎	96, 97
酸化還元酵素	166

し

シーティング	35
耳介部	145
自己実現	32
自重圧の開放	55, 82, 134
自重関連褥瘡	7, 9, 75, 79, 159, 160
施設種類別	10
事前指示	137
失禁	79, 102, 110, 143
―― 関連皮膚炎	102, 108, 147
湿潤環境	4
実態調査	7, 132
死亡直前の褥瘡発生率	25
弱酸性洗浄剤	50
集学的医療	104
集中治療	29
終末期	12, 18, 27, 37, 63, 75, 114
―― 医療	18
―― 医療のあり方について	62
―― 褥瘡	27, 161
―― の条件	131
―― の定義	18, 62, 63
―― の分類	62
―― リハビリテーション	31
主治医	115
―― 意見書	115
手術	46
循環障害	68
消毒薬	111, 112
踵部	77
褥瘡ガイドライン	4
褥瘡危険因子	45

褥瘡危険因子評価表ツール	108
褥瘡裁判	2
褥瘡状態評価	44, 47
褥瘡対策に関する診療計画書（別紙3）	44
褥瘡対策未実施減算	14
褥瘡治癒遅延	158
褥瘡の痛み	112
褥瘡の温度分布	163
褥瘡の改善	106
褥瘡の二次感染	98
褥瘡の予防・改善	111
褥瘡ハイリスク患者ケア加算	79
褥瘡ハイリスク項目	44, 46
褥瘡発生要因	143
褥瘡発生率	77
褥瘡評価スケール	65
褥瘡マネジメント加算	16
褥瘡有病率	121
褥瘡予防	33
―― ・管理ガイドライン	44, 134
褥瘡リスク	121
食欲不振	91
ショック	75
―― 状態	46
シリコンフォームドレッシング	84
自立生活	31
寝衣交換	150
神経難病	144
人工呼吸器	68, 70, 71
―― 関連肺炎	84
滲出液	164, 166
人生会議	115
人生の最終段階	27, 132
―― における医療	18
深達度	172
―― 分類	13
浸軟	108, 147
心肺停止	70
深部損傷	164
―― 褥瘡	170
診療報酬	25, 79, 158
診療方針	119

す

推定発生率	7, 15, 133, 158
水分量	41
スキン - テア	45, 102, 84, 124, 135
スキンケア	50, 84, 110, 122, 124, 146
ストーマ療法士	13
スピリチュアル	104
すべり力	110
スモールチェンジ	55, 82, 109, 134, 148, 149
―― 機能	80, 81
スリー・トーク・モデル	20
ずれ	50, 53, 68, 70, 102, 110, 121, 124, 139, 143, 149

せ

清潔	50
―― 保持	84
静止型	80
静止モード	109

175

石けん ································· 85
背抜き ································ 149
前悪液質 ··························· 93, 108
全国実態調査 ·························· 15
仙骨部 ···················· 71, 77, 105, 139
── 褥瘡 ···························· 72
洗浄 ···························· 50, 127
── 剤 ···················· 85, 124, 146
全身的治療 ··························· 99
全人的な看護 ························ 153
全身麻酔 ···························· 46
全身要因 ···························· 47
全脳機能不全 ························· 66
せん妄 ····························· 107

そ

創縁の新鮮化 ························ 128
臓器不全 ························· 18, 28
創傷・オストミー・失禁看護認定看護師 ··· 5
創傷衛生 ··························· 127
増殖期 ····························· 111
創の改善 ···························· 98
底づき ·························· 80, 134
組織再構築期 ························ 111
組織耐久性 ·························· 50

た

体圧 ······························ 102
── 管理 ··························· 122
── 分散 ··························· 59
── 分散寝具 ······················ 148
── 分散マットレス ········· 58, 79, 134, 139
── 分散用具 ························ 55
体位変換 ··········· 55, 68, 69, 79, 80, 110
── 機能 ························ 80, 81
代謝異常 ···························· 91
タオル清拭 ·························· 85
多職種チーム ···················· 104, 154
多職種連携 ·························· 42
多臓器障害 ·························· 76
多発性褥瘡 ·························· 95
弾性ストッキング ····················· 95

ち

治癒阻害要因 ························ 166
超音波診断装置 ······················ 169
超急性 ····························· 29
蝶形の紫斑 ·························· 71
超高齢者 ························· 29, 114
── の死因 ························ 130
腸骨部 ····························· 117
治療関連皮膚障害 ···················· 102
鎮静 ···························· 68, 69
鎮痛・鎮静薬 ························ 46
鎮痛薬 ····························· 112

て

低アルブミン血症 ····················· 40
低栄養 ····· 37, 40, 70, 94, 95, 107, 121, 143, 144, 150
低灌流 ·························· 76, 89
低蛋白血症 ·························· 95

デブリードマン ·············· 73, 120, 128

と

頭位挙上 ···························· 84
同行訪問 ··························· 143
頭側挙上 ···························· 34
疼痛 ······························ 159
頭部の除圧 ························· 123
トータルコンタクト ··················· 34
特殊マットレス ······················ 58
床ずれ ······························ 2
── 危険度チェック表 ················· 15
突然死 ····························· 28
ドライスキン ·············· 85, 86, 124, 144
ドレッシング材 ············ 53, 84, 111, 129

な

軟部組織感染症 ······················ 117
軟便パッド ························· 124

に

日常生活自立度 ··················· 133, 143
日本語版ブレーデンスケール ·············· 4
日本褥瘡学会 ··············· 5, 12, 13, 158
日本創傷・オストミー・失禁管理学会 ·· 5, 12, 158
日本老年医学会 ····················· 114
入浴剤 ····························· 52
認知症 ·········· 18, 30, 121, 137, 144, 153

ね

寝たきり ····················· 134, 137, 170
── ゼロ作戦 ······················ 13
熱ショック蛋白質 ···················· 167

の

脳血管疾患 ······················ 144, 152
脳死 ······························ 66

は

肺炎 ······························ 71
バイオフィルム ·············· 126, 128, 166
敗血症 ························· 76, 98, 99
── 性ショック ···················· 76, 88
排泄物 ·························· 53, 124
ハイドロコロイド材 ··················· 139
ハイドロコロイドドレッシング ············· 4
ハイブリッド型 ······················ 80
撥水性クリーム ······················ 86
撥水性皮膚保護剤 ················· 53, 147
発熱 ······························ 159
バリア機能 ··············· 50, 51, 53, 147

ひ

尾骨部 ····························· 118
ビタミン A ·························· 95
悲嘆を軽減するケア ··················· 87
ひび割れ状皮疹 ······················ 97
皮膚・排泄ケア認定看護師 ·········· 6, 13, 155
皮膚乾燥 ··············· 96, 97, 108, 121
皮膚湿潤 ···························· 45
皮膚障害 ························ 96, 108

皮膚の脆弱性 ······················· 45, 143
皮膚のゆるみ ············· 94, 102, 107, 148
皮膚菲薄 ······························· 108
皮膚不全 ································· 88
皮膚保護クリーム ······················ 86
皮膚保護剤 ···························· 124
病的骨突出 ····························· 45
ピロー ································ 134

ふ

ファーラー位 ························· 110
ファイバーパッド ····················· 128
不応性悪液質 ················ 93, 105, 107, 108
深さ ································· 172
不可避褥瘡（UPI)
··· 6, 12, 16, 25, 27, 63, 73, 88, 89, 142, 143, 158, 161
腹臥位療法 ···························· 84
浮腫 ····· 45, 51, 70, 95, 102, 107, 110, 121, 144, 147, 159
── の軽減 ························· 35
不動 ································· 33
フレイル ·························· 28, 116
ブレーデンスケール ········· 4, 13, 64, 108

へ

ヘパリン類似物質含有軟膏 ·············· 95
ペルオキシダーゼ ····················· 166
便失禁 ································· 79
── 管理システム ··················· 86

ほ

放射線 ················· 97, 102, 108, 144
ポケット ·························· 164, 172
保護 ································· 53
ポジショニング ····· 34, 55, 79, 84, 110, 134, 149, 150
── クッション ············· 56, 134, 148
── ケア用品 ······················ 55
── 用グローブ ······ 56, 82, 135, 149, 150
保湿 ································· 51
── 剤 ··········· 51, 96, 124, 125, 147
── 剤の剤形 ······················ 51
補助循環装置 ·························· 69
保有死亡 ····························· 143
ポリウレタンフィルム ············· 139, 148

ま 行

マイクロクライメット ······ 60, 78, 80, 81, 134, 144, 148
枕 ·································· 123
摩擦 ·········· 53, 68, 70, 102, 110, 121, 124, 139, 149
マッサージ ····························· 95
末梢循環 ························ 46, 69, 95
マットレス ························ 57, 148
── の選択 ························· 60
麻薬 ································· 46
慢性型終末期 ·························· 62

免疫力低下 ···························· 98

網状皮斑 ······························ 76
目標設定 ·························· 103, 106

や 行

薬物療法 ······················ 96, 102, 108

有病率 ··························· 7, 15, 77
油脂性洗浄剤 ·························· 53

要因分析 ····························· 105
腰背部 ································· 71

ら 行

リスクアセスメント ·············· 44, 108
── スケール ····················· 44
リスク因子 ························ 78, 88
リハビリテーション ··················· 31
離被架 ······························ 109
療養者 ······························ 152
療養場所別 ························· 7, 132
臨界的定着 ·························· 127
臨床倫理4分割法 ····················· 21
倫理的ジレンマ ······················· 20
倫理の四原則 ························· 22

るい瘦 ·············· 94, 102, 105, 107, 121

老衰 ················· 30, 130, 144, 152
ロボティックマットレス ·········· 80, 82, 122

監修者・編者略歴

監　修

真田弘美（さなだひろみ）

石川県立看護大学 学長，東京大学名誉教授，American Academy of Nursing (FAAN) Fellow，Sigma Theta Tau International Honor Society of Nursing・Member，ET/WOC 看護認定看護師（現皮膚・排泄ケア認定看護師）

1979 年　聖路加看護大学卒業

1989 〜 90 年　米国イリノイ大学大学院研修

1987 〜 97 年　金沢大学医学部研究生 博士（医学）

1998 年　金沢大学医学部保健学科 教授

2003 年　東京大学大学院医学系研究科老年看護学分野 教授

2017 年　東京大学医学部附属グローバルナーシングリサーチセンター長

2022 年より現職

これまで，日本看護協会副会長，日本褥瘡学会・日本創傷・オストミー・失禁管理学会・看護理工学会・日本看護科学学会などの理事長などを務め，日本の看護をリードしてきた．

編　集

石澤美保子（いしざわみほこ）

奈良県立医科大学医学部看護学科 教授，ET/WOC 看護認定看護師（現皮膚・排泄ケア認定看護師），博士（看護学，大阪大学 2008 年）

1983 年　大阪キリスト教短期大学卒業

1986 年　近畿大学附属高等看護学校卒業　近畿大学医学部附属病院看護部

1992 年　ブリストル・マイヤーズスクイブ株式会社 コンバテック事業部 課長 (ET/WOC)

2007 年　和歌山県立医科大学保健看護学部 講師

2009 年　大阪府立大学看護学部 准教授

2011 年より現職

玉井奈緒（たまいなお）

横浜市立大学大学院医学研究科看護学専攻成人看護学分野 教授，博士（保健学）

2001 年　金沢大学医学部保健学科卒業

2003 年　金沢大学大学院医学系研究科保健学専攻　修士課程修了（保健学修士）

2003 年　聖路加国際病院看護師

2012 年　東京大学大学院医学系研究科健康科学・看護学専攻 博士課程修了（保健学博士）

2012 年　東京大学大学院医学系研究科にて，助教・特任講師・特任准教授を務める

2022 年 4 月より現職

日本褥瘡学会 車いすアスリート支援委員会委員，防ぎきれない褥瘡作業部会員

終末期の褥瘡

2025 年 3 月 10 日　1 版 1 刷　　　　©2025

監修者　　編　者
真田弘美　石澤美保子　玉井奈緒
（さなだひろみ）（いしざわみほこ）（たまいなお）

発行者
株式会社　南山堂　代表者　鈴木幹太
〒113-0034　東京都文京区湯島 4-1-11
TEL 代表 03-5689-7850　　www.nanzando.com

ISBN 978-4-525-50621-6

JCOPY 〈出版者著作権管理機構 委託出版物〉
複製を行う場合はそのつど事前に(一社)出版者著作権管理機構(電話03-5244-5088,
FAX 03-5244-5089, e-mail: info@jcopy.or.jp)の許諾を得るようお願いいたします.

本書の内容を無断で複製することは，著作権法上での例外を除き禁じられています．
また，代行業者等の第三者に依頼してスキャニング，デジタルデータ化を行うことは
認められておりません．